MARTA VERONA

NO COMAS como un ZOMBI

VIDA SANA SIN DIETAS NI TONTERÍAS

Editado por HarperCollins Ibérica, S.A.
Núñez de Balboa, 56
28001 Madrid

No comas como un zombi. Vida sana sin dietas ni tonterías
© 2021, Marta Verona Quintanilla
© 2021, para esta edición HarperCollins Ibérica, S.A.

Diseño de cubierta: María Pitironte con ilustraciones de Shutterstock
Diseño de interiores: María Pitironte
Maquetación: Safekat

I.S.B.N.: 978-84-9139-593-5
Depósito legal: M-25873-2020

ÍNDICE

INTRODUCCIÓN 7

TU SALUD FÁCIL

Capítulo 1. Los hábitos saludables a los que ni un zombi se resiste 13

Capítulo 2. Ni beber agua engorda ni comer *light* adelgaza 21

Capítulo 3. Estilo de vida para no ser como un zombi 31

Capítulo 4. Dieta equilibrada: la comida sana que revive a los muertos vivientes 39

Capítulo 5. Hidratos de carbono: nuestra gasolina 47

Capítulo 6. Proteínas: nuestros ladrillos 55

Capítulo 7. Grasas: nuestra reserva 59

EL MÉTODO SALUDABLE

Capítulo 8. Cuatro claves importantes 67

Capítulo 9. Planifica tu menú semanal 77

Capítulo 10. No leas como un zombi: el etiquetado 87

Capítulo 11. No compres como un zombi: el supermercado 101

Capítulo 12. Aprende a cocinar saludable 131

Capítulo 13. Reformulación de recetas 139

TU MENÚ SEMANAL

Capítulo 14. Sesenta recetas saludables 159

EPÍLOGO 239

¿LO QUE NO MATA, ENGORDA? LA DIETA ZOMBI

¡Cuántas veces hemos escuchado que lo que no mata, engorda! Creo que con el refranero español podemos aprender mucho sobre salud, alimentación y costumbres. Quizá porque antiguamente comíamos al compás de la tierra. Las despensas reflejaban productos de proximidad y temporada. Los hábitos, por lo general, no eran tan sedentarios, y consumíamos la energía que ingeríamos, que, buceando en el refranero español, sería algo así como «comer sin trabajar, no se debe tolerar» o «comer sin apetito hace daño y es delito», y traducido al refranero actual «las calorías que entran por las que salen».

No sé tú, pero yo no he leído ningún refrán que hable de alimentos ultraprocesados, quizá entonces no se necesitaban *snacks* porque «pan, uvas y queso sabían a beso» y en el mercado era mucho más fácil comprar. Creemos que comer de forma saludable es caro y por eso las hortalizas baratas llenan nuestras cestas. ¡Así cómo no nos va a parecer monótono e insípido comer verduras! «Cada cosa a su tiempo y los nabos en adviento». Vaya, que comer saludable no es sinónimo de sentirnos como muertos vivientes, todo lo contrario.

Ahora, nos adentramos en el supermercado y parece un campo de batalla para los que queremos comer saludable. Decenas de mensajes llegan a nuestro cerebro: «2 x 1», «¡OFERTA!», «2ª unidad a mitad de precio»... Colores llamativos nos acercan a la sección de galletas y bollería industrial. ¿Y esa silueta *fit* en el paquete de cereales? ¡Han sacado unas patatas fritas con sabor a huevo!

Es entonces cuando *The Walking Dead* se apodera de nosotros y el cerebro se nos hace papilla. Levantamos los brazos como por arte de magia y caminamos sin pensar hacia la publicidad engañosa.

Los impulsos dirigen nuestros movimientos y llenamos la cesta de la compra de cosas *fit*, *light*, 0% y ofertas.

Andamos como muertos vivientes por los pasillos sin plantearnos qué estamos comprando, como si lo que comemos y lo que metemos en nuestro cuerpo no fuera con nosotros.

Y quién mejor que un muerto viviente para tirar de refranero y decir eso de que «lo que no mata, engorda». Efectivamente.

Los alimentos llenos de sabor con azúcares libres, grasas saturadas, sal, repletos de saborizantes, colorantes y conservantes hacen un flaco favor a nuestra salud por muchos motivos, entre ellos, porque nos hacen aumentar de peso, factor de riesgo de enfermedades crónicas y metabólicas como la diabetes y la hipertensión.

No nos vamos a morir, ¡claro que no!, pero sí vamos a engordar si desplazan a otros alimentos saludables de la dieta o si se convierten en productos esenciales de nuestra despensa.

Por eso, este libro es una guía que te permitirá no comer como un zombi y saber qué meter en tu cesta de la compra para que ser saludable sea un hábito y no un esfuerzo. Aprenderemos pautas que incorporaremos en nuestro día a día y marcarán la diferencia. Entenderemos cómo comer sano sin necesidad de dietas, adquiriendo herramientas para hacer una lista de la compra económica y saludable, pasando por escoger qué alimentos tener en la nevera y en la despensa, y terminando por *tips* para cocinarlos. Porque no podemos olvidar que entre fogones es donde está la clave saludable: comer rico y con salud.

Porque todo hay que decirlo, «con azúcar y miel, hasta los caracoles saben bien». La nutrición y la cocina son dos disciplinas que, cuando se dan la mano, hacen esto posible apoyándose en el equilibro. ¿Y cómo se mide el equilibrio? No necesitamos pesos ni balanzas. Se mide con orden, conocimiento y constancia, eso que los zombis no saben hacer.

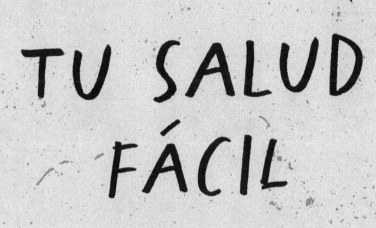

TU SALUD
FÁCIL

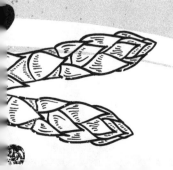

CAPÍTULO I

LOS HÁBITOS SALUDABLES A LOS QUE NI UN ZOMBI SE RESISTE

Quizá este es el secreto que debería revelar al final del libro, pero, cuando de la salud se trata, están permitidos los *spoilers*.

La clave de la salud reside en algo tan sencillo como hacer las elecciones adecuadas. Aquí es donde empieza todo. Muchas veces tomamos direcciones equivocadas por intentar coger atajos y nos perdemos deambulando en el camino de la salud.

Aprender a no comer como un zombi es un título muy tentador, sé que te están entrando ganas de abrir este libro al revés y empezar por la última página. Pero todo, absolutamente todo lo que leas en estas líneas te va a ser de utilidad para sentirte cada día mejor. Por eso no hace falta que comiences por el final para desvelarte que adelgazar no es sinónimo de comer sin grasa, comer alimentos *light* o incluso estar sanos.

La salud es lo más importante que tenemos. Si no lo ves así, tenemos que detenernos en este punto porque es crucial para cambiar o mejorar tu estilo de vida. Debemos ver la salud como un objetivo importante para no encontrar mil excusas que te paren en el camino.

La salud es una forma de vida y, ¿sabes una cosa?, que engancha. Porque no hay mejor sensación que velar por lo más valioso que tenemos. Porque las únicas personas capaces de cuidarnos por dentro somos nosotros mismos. Y, aun así, la mayoría de la población vive en países donde el sobrepeso y la obesidad se cobran más vidas que el hambre.

Borra de la mente estas ideas: ¡Qué difícil es hacer dieta! ¡Qué difícil es no comer dulce! ¡Qué difícil es adelgazar! ¡Qué difícil es tener fuerza de voluntad! Porque a partir de ahora vas a cambiar el adjetivo y ¡facilitarte la vida saludable! Somos el resultado de nuestras acciones, así que, aprendamos a actuar.

El paso más difícil, desde que llegamos al mundo, es el primero. Gateando se está de maravilla, pero al dar el primer paso nos invade el orgullo —¡supongo que a esa edad tan temprana los orgullosos son los padres!—. Al principio nos caemos repetidas veces, pero no queremos volver a gatear, el mundo es más bonito desde ahí arriba. Porque cuando aprendemos a caminar ganamos autonomía y, qué quieres que te diga, ¡cómo mola coger carrerilla! Así pues, esta constante se repite al iniciar el camino en la salud.

Si estamos acostumbrados a la vida zombi, nos podemos sentir torpes al principio. La primera pregunta para dejar de comer como muertos vivientes y vivir la vida —saludable— es fácil: ¿por dónde empiezo? Para comenzar nuestra andada es importante saber por qué terreno estamos acostumbrados a caminar. Quiero que te respondas a esta cuestión:

¿PUEDO LLEVAR UNA VIDA MÁS SALUDABLE Y MENOS ZOMBI?

Si estás leyendo este libro, lo más probable es que la respuesta sea afirmativa, pero no sabemos bien por qué o dónde comienza el problema. Para empezar a trabajar en tus hábitos de vida es importante chequear en qué cosas puedes mejorar. Qué cosas haces bien y qué mal. Por eso, vamos a recrear un día desde que nos levantamos hasta que nos metemos en la cama. ¿Qué opciones de las siguientes forman parte de tu vida cotidiana?

BUENOS HÁBITOS	MALOS HÁBITOS
Me levanto con tiempo.	Me levanto sin tiempo de organizarme.
Desayuno unas tostadas integrales con tomate y aceite de oliva virgen extra.	Desayuno un par de galletas y así tengo algo en el estómago, salgo pitando.
Me llevo la media mañana de casa: frutos secos y una pieza de fruta.	Como un *snack* de media mañana.
¡Menos mal que me he preparado tupper! Hoy como algo casero.	Como fuera, algo rápido y barato.
Y para merendar, ¡yogur!	Con las prisas he comido poco y ¡tengo un hambre! Voy a picar algo de la máquina de *vending*.
Estoy cansada/o y no tengo ganas de cocinar. ¡Menos mal que la cena está preparada!	Me preparo algo rápido de cena, ¡sigo con hambre! Una pizza al horno, qué apetecible.
Aprovecho el momento de la cena para estar en familia y soy consciente del momento.	Pongo la tele para cenar.
¡Y de beber: agua!	¡Y de beber: refresco/vino/cerveza!

No hace falta llevar a cabo todos estos hábitos negativos zombis para considerar que llevamos una vida poco saludable. La causa de uno es la consecuencia del otro, y tan fácil es salir del bucle de los malos hábitos como entrar en el de los buenos. Todo depende de un eslabón y, a partir de él, todo estará controlado: el orden.

Creo que la mejor forma de fomentar los hábitos positivos es seguir recreando las elecciones que hacemos en nuestra semana que tienen que ver con la alimentación. Por eso, durante estas líneas organizaremos nuestro plato y el menú de la semana, daremos un paseo por el súper y terminaremos el recorrido en nuestra cocina.

MIS 10 HÁBITOS SALUDABLES

Comparto contigo los 10 hábitos saludables que han mejorado mi vida; te comparto un trocito de mí para que conozcas mi motivación para ser saludable. Incorpora uno nuevo cada semana. En este libro voy a darte las herramientas para que sea muy sencillo.

1. **HABLARME BIEN A MÍ MISMA.** ¿Cuál es tu motivación para ser saludable? Para mí, sentirme bien y alcanzar la mejor versión de mí misma, siempre desde el lenguaje positivo. Cuando comes bien y tienes una vida activa y organizada te sientes ágil y sana.

Cuidarte es más fácil cuando la motivación no es perder peso, sino ganar calidad de vida.

2. **DISFRUTAR DE LA COMIDA Y COCINAR.** Entra en la cocina, puedes hacer maravillas con muy pocos ingredientes. Alimentarse no es solo una necesidad básica, también es un placer. Por eso, la cocina es tu aliado para comer saludable. Uno de los atributos para tener habilidades en la cocina es la confianza en uno mismo a la hora de cocinar, así que te propongo un reto: elabora las recetas que te dejo al final del libro. Con cada plato que te salga rico, te sentirás más seguro para seguir cocinando.

3. **MI FRUTERO A LA VISTA Y SIEMPRE LLENO.** El frutero es el rey de mi cocina. Cuantos más colores, mejor. Me alegran la vista y el estómago. Cuando tengo ganas de picotear, veo mis suplementos de vitaminas en formato de fruta. Hay tantas y con tantos sabores que es imposible no comerla.

4. **COMER VERDURAS TODOS LOS DÍAS.** Si eres de las personas que piensan que comer sano es aburrido, tienes que cambiar la perspectiva desde este momento. Comer verduras es un chute de vitalidad para el cuerpo. Atrévete a mezclar ingredientes, anímate con las especias, inspírate con recetas de cocina como las que te dejo en este libro y disfruta de comer sano.

5. **COCINAR LOS TUPPERS DE LA SEMANA.** El reloj a veces va muy rápido, no nos organizamos bien y no nos da tiempo a cocinar. Comemos algo sin pensar y seguimos trabajando. Qué flaco favor nos hacemos. Tan importante es el tiempo que dedicamos al trabajo como el que nos dedicamos a nosotros mismos. Comer bien es básico para sentirnos saludables, por eso, dedica dos horas de la semana a cocinarte los tuppers para tener siempre comida saludable y casera a un golpe de nevera.

6. **DEDICAR TIEMPO A IR A LA COMPRA.** La organización es uno de los pilares de la vida saludable. Planificar tu menú semanal para asegurarte de que estás comiendo de forma variada es muy útil. Además, ¡no tienes que pensar cada día qué receta vas a tener que hacer!

7. **APARCAR EL COCHE Y ATARME LAS DEPORTIVAS.** Este punto me encanta. Si vives en un pueblo o en el centro de una ciudad, seguro que ya lo haces: ir caminando a trabajar y a hacer recados. Muchas veces se tarda lo mismo en transporte público que andando, como sumo diez minutos más. Es un pequeño hábito que nos cambia la vida.

8. **TENER UNA VIDA SOCIAL ACTIVA.** Hacer planes con la gente que queremos en una terraza tomando una caña está bien para el fin de semana, pero procura

hacer otro tipo de planes más saludables. Ir a caminar, a patinar, a bailar, a hacer un pícnic en el campo, a un museo o a pasear por la ciudad. Actividades que también impliquen movernos.

9. **RUTINA DE NOCHE Y DESCANSO.** Dormir bien es fundamental para regular nuestras hormonas. Yo intento desconectar del trabajo y reducir el uso del móvil como mínimo dos horas antes de irme a la cama. Utilizo la cena como momento para compartir, desconectar y disfrutar de la comida. Entre semana me marco una hora para ir a dormir y me levanto a la misma hora, asegurándome que duermo regularmente entre siete y ocho diarias

10. **HACER EL DEPORTE QUE ME GUSTA.** Me encanta salir a correr y sentirme ligera. He intentado muchas veces ir al gimnasio y no he tenido la fuerza de voluntad porque no me gusta. Sin embargo, correr me hace disfrutar. Encuentra el deporte que más te atraiga para que hacerlo te resulte sencillo. Puede ser bailar, caminar, pilates, yoga, bicicleta, natación...

CAPÍTULO 2

NI BEBER AGUA ENGORDA NI COMER LIGHT ADELGAZA.

LOS MITOS DE LA ALIMENTACIÓN QUE NO SE PLANTEA UN ZOMBI

Una característica de los zombis es que carecen de capacidad de comunicación y no se informan en condiciones, por eso, el siguiente paso para saber si hacemos las cosas bien es saber qué es cierto y qué no. Qué es saludable y qué no. Alejarnos de la desinformación y resetearnos.

Para dejar de deambular entre tantos mensajes, es necesario desmontar algunos mitos. Las redes sociales son una gran herramienta de comunicación si son utilizadas con responsabilidad. Y cuando a salud se refiere, deben primar la fiabilidad y calidad del contenido. Sin embargo, a veces desinforman y suponen un obstáculo en nuestro camino. Que levante la mano quien haya oído cosas como las que señalo a continuación. ¡Todas son falsas!

- ✗ EL PAN ENGORDA

- ✗ LOS PRODUCTOS LIGHT ADELGAZAN

- ✗ ES MALO COMER MÁS DE TRES PIEZAS
  DE FRUTA AL DÍA

- ✗ LOS PRODUCTOS SIN AZÚCAR SON MEJORES
  PARA PERDER PESO

- ✗ TOMAR FRUTA POR LA TARDE ENGORDA/TOMAR FRU-
  TA DE POSTRE ENGORDA

- ✗ BEBER AGUA EN LAS COMIDAS ENGORDA

- ✗ LA LECHE SIN LACTOSA ES MÁS SALUDABLE
  QUE LA NORMAL

- ✗ LA COCINA AL VAPOR ES ABURRIDA

- ✗ COMER SIN SAL ES INSÍPIDO

- ✗ COCINAR CON GRASA NO ES SALUDABLE

- ✗ COMER VERDURA ES MONÓTONO

- ✗ LOS BIZCOCHOS SIN AZÚCAR ESTÁN SOSOS
  Y SON DENSOS

✖ EL PAN ENGORDA

El pan es un alimento formado, principalmente, por hidratos de carbono. Un macronutriente que tiene como función aportarnos energía, así como almacenarla. Es la gasolina del cuerpo y por ello, del 100 por 100 de nuestra batería diaria, el 55 o 60 por 100 deben aportarla los hidratos de carbono.

Sin embargo, existen multitud de alimentos que son fuente de este macronutriente: las semillas —frutos secos, cereales, legumbres, pseudocereales—, las frutas, las verduras y los tubérculos.

Según su complejidad, los hidratos de carbono pueden ser simples —una pieza de un puzle— y se absorberán muy rápido, aportándonos energía a corto plazo; o complejos —varias piezas de un puzle— y se absorberán de forma lenta, aportándonos energía a largo plazo, siendo este último el caso de los alimentos ricos en fibra —cereales y pseudocereales integrales, legumbres, frutos secos, frutas y verduras—. Por tanto, el problema del pan se halla en el tipo de harina con el que se elabore. Si el 100 por 100 es integral, además de aportarnos energía de forma dosificada, nos estará aportando otros nutrientes como la fibra, que, además de enriquecer la dieta, hará que nos saciemos antes y no comamos tanto pan. Teniendo esto en cuenta, no tiene lógica ni ventaja alguna comer pan blanco, ¿verdad?

Además, todo depende de la energía diaria que necesitemos. Si para cargar nuestra batería necesitamos 2000 kilocalorías (kcal) e ingerimos 2500 kcal, nos sobra energía que acumularemos en forma de grasa, entre otras cosas.

Por tanto, el pan como alimento aislado no engorda. Engorda ingerir más calorías de las necesarias. Eso sí, vamos a elegir un pan más saludable.

✖ LOS PRODUCTOS LIGHT ADELGAZAN

¿Qué es mejor, empezar a construir una casa por el tejado o por unos pilares sólidos? Lo mismo sucede cuando queremos adelgazar y/o llevar una vida más saludable.

Tenemos que cambiar la perspectiva. La clave no está en comer alimentos con menos calorías, sino en elegir qué comemos, cuándo lo comemos y en qué cantidad.

Tenemos que grabarnos esta frase con fuego: «Lo importante no son las calorías, sino el origen de estas». De qué nos sirve comer un alimento bajo en calorías si está ultraprocesado para que siga teniendo mucha potencia de sabor.

Los productos *light* pueden matar el gusanillo, pero no desplazan de la dieta a grupos de alimentos fundamentales para el organismo: cereales integrales, frutas, verduras, legumbres, frutos secos... Debemos fomentar los buenos hábitos más que utilizar atajos que solo nos servirán a corto plazo.

✗ ES MALO COMER MÁS DE TRES PIEZAS DE FRUTA AL DÍA

Empezaré desmintiendo este mito con una frase contundente: comer fruta es estupendo. Pero aclaremos varios matices.

✓ **PRIORIZA LA FRUTA ENTERA FRENTE A LOS ZUMOS.** «Pero si es el zumo de una fruta natural». ¡Faltaría más! Si quieres beber un zumo, que sea de una fruta natural. Aun así, la fruta entera nos aporta fibra, que no solo va a controlar el pico de fructosa —azúcar de la fruta— en la sangre, también nos va a saciar. Ahora te lanzo esta pregunta: ¿cuánto te cuesta beber el zumo de dos naranjas y media? Prácticamente nada. Sin embargo, ¿cuánto te cuesta comerte dos naranjas y media? Bastante más. Además, la masticación es otra forma de estimular la saciedad y de activar el cuerpo mientras comemos.

✓ **QUE LA FRUTA NO DESPLACE A OTROS ALIMENTOS DE LA DIETA.** Tomar fruta es un recurso estupendo para introducir fibra a la dieta y modular la absorción de nutrientes. Tomar la fruta de postre no engorda. Lo que engorda es el conjunto de la alimentación, y si has frito el pescado o has elegido una salsa ultraprocesada para acompañar tu pasta. Es más, la fruta es un postre que nos puede ayudar a reducir el consumo de dulces en este momento de la comida. El único problema con la fruta es cuando la utilizamos como sustituto de otros alimentos fundamentales para nuestra dieta. «La dieta de la piña» no es completa; la fruta es saludable, pero en el marco de una alimentación equilibrada. Cenar solo fruta para adelgazar tampoco es sano.

✖ LOS PRODUCTOS SIN AZÚCAR SON MEJORES PARA ADELGAZAR

Lo mismo sucede con los edulcorantes y los endulzantes acalóricos. Efectivamente, no nos aportan calorías, pero sí dulzor. Está bien utilizarlos como estrategia para ir reduciendo el consumo de azúcar, pero no hacemos más que estimular al cerebro con la señal del dulzor, que para él es sinónimo de energía, y no se la damos. Como consecuencia, el cerebro no recibe esa batería y no nos saciamos, así que queremos seguir comiendo.

Seguro que has visto alguna vez la imagen del burro y la zanahoria. Lo mismo le sucede a nuestro cerebro si le estimulamos con un dulzor que no llega, quiere más y más. Por ello la clave de todo está en acostumbrar al paladar al sabor natural de los alimentos.

✗ TOMAR FRUTA POR LA TARDE ENGORDA
TOMAR FRUTA DE POSTRE ENGORDA

Todas las frutas tienen un elevado contenido en agua. Esto, sumado a su gran cantidad de fibra, hace no solo que sea un alimento bajo en calorías, sino también un alimento saciante que incluso puede permitirnos controlar la ingesta de otros alimentos y no comer en exceso.

Su sabor dulce lo aporta la fructosa, un tipo de azúcar que no es comparable al de la bollería o los refrescos. Además, la fibra que tiene la fruta actúa como un «colador» en el intestino, haciendo que la fructosa se filtre poco a poco hacia el torrente sanguíneo y no de golpe, evitando los conocidos picos de azúcar. Así que no: tomar fruta por la tarde no engorda.

También es conocido el mito de que tomar fruta de postre, engorda. ¡Tampoco! Es indiferente tomarla antes, durante o después de las comidas, y no, no va a fermentar en el estómago. En el estómago se mezclará con el resto de la comida y se va a digerir con ayuda de los jugos gástricos, enzimas digestivas y movimientos mecánicos. Para entendernos: nuestro primero, segundo y postre van a ser uno.

Y cuando se acerca el verano, o acabamos de pasar las fiestas, esta frase se convierte en la protagonista de muchas cenas: «Para adelgazar tomo solo una pieza de fruta». La fruta es uno de los alimentos más saludables que existe, pero no puede ser sustituto de otros alimentos fundamentales en la dieta.

✖ LA LECHE SIN LACTOSA ES MÁS SALUDABLE QUE LA NORMAL

La lactosa es un tipo de azúcar que se encuentra en la leche. Es un disacárido —imagina dos piezas de un puzle unidas— formado por dos monosacáridos más pequeños: la glucosa —pieza uno— y la galactosa —pieza dos—.

Para que la lactosa pueda ser absorbida en el intestino delgado, el organismo necesita separar las dos piezas del puzle. Es por esto por lo que el organismo sintetiza o genera lactasa, una enzima que actúa como tijera y corta la lactosa para dar lugar a sus dos piezas mínimas: la glucosa y la galactosa.

Hay personas que no generan lactasa en cantidad y, por ello, tienen problemas para digerirla. Por tanto, tomar leche sin lactosa tiene sentido si somos intolerantes a la misma. Si no, es igual de saludable tomar ambas leches. ¡Pero hay una excepción! La reformulación de recetas y la repostería más saludable. Cuando queremos reducir el contenido de azúcar refinada añadida en repostería, utilizar leche sin lactosa es un recurso saludable. ¡Como lo oyes! Esto se debe a que, al tener la glucosa y galactosa ya separadas y libres por la leche, aporta un sabor más dulce. Te propongo un reto: compra leche con y sin lactosa, y prueba cada una de ellas sola. ¿A que la leche sin lactosa te sabe más dulce? Haz tu arroz con leche de toda la vida con leche sin lactosa, ¡necesitarás menos azúcar!

Podríamos desmentir uno a uno todos los mitos que nos dice nuestro vecino, escuchamos a nuestra amiga, vemos en redes sociales o leemos en una revista. Sin embargo, cuando comenzamos a llevar una vida saludable y a no seguir a las masas de zombis, no nos detenemos a pensar en estas afirmaciones. Verás que todo es mucho más sencillo porque, aunque esta sea una frase muy típica, es real, «no todo es blanco o negro» que, trasladada a la nutrición, las cosas no son rosquillas o lechugas. Hay cosas intermedias.

CAPÍTULO 3

ESTILO DE VIDA PARA NO SER COMO UN ZOMBI

En una vida equilibrada entran varios factores en juego:

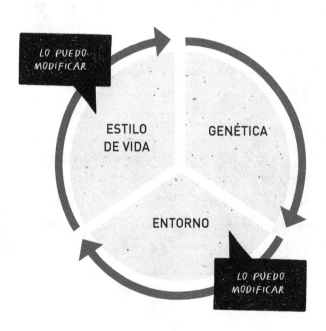

Mientras que la genética no es modificable, el entorno que nos rodea y el estilo de vida que llevemos puede ser positivo o negativo. Un ambiente obesogénico es aquel que estimula conductas y detalles que día a día favorecerán el aumento de peso. Por eso, es importante identificar si tu entorno puede serlo y pasar a la acción.

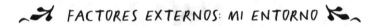

FACTORES EXTERNOS: MI ENTORNO

FACTORES EXTERNOS
QUE TE CONDUCEN A TENER HÁBITOS NEGATIVOS

Un ambiente sedentario estimulará que llevemos una vida menos activa:

✓ Uso excesivo de tecnología.

✓ Comodidades que hagan que nos movamos menos.

✓ Tener un trabajo estático.

El estrés y la tensión harán que tengamos menos tiempo para hacer ejercicio y cuidarnos, estimulando la:

✓ Compra de comida rápida.

✓ Compra de comida con mucha potencia de sabor como fritos o bollería para relajarnos.

El bajo coste de la comida de elevada densidad energética:

✓ Aparentemente es más barato tomar comida ultraprocesada; sin embargo, es menos saciante que los alimentos naturales y la comida casera; así que, al final, terminamos comprando el doble.

✓ Su hiperpalatabilidad —exceso de sabor como consecuencia de un elevado contenido de sal, azúcar y aditivos saborizantes— hace que no dejemos de estimular el apetito, y la saciedad tarda en llegar porque los comemos muy rápido, fomentando su compra y consumo.

Los hábitos alimenticios de la familia y el entorno zombi:

✓ Si en tu familia es costumbre comer patatas fritas entre horas y acompañar las comidas con un refresco, normalizarás esta conducta y, lo más probable, es que la imites.

✓ Si estás acostumbrado a comer viendo la tele, muchas veces no serás consciente de lo que comes y cómo lo haces. Seguramente comas más rápido de lo normal, sin saborear bien los alimentos, y no te darás cuenta de que te has saciado.

✓ Si en tu entorno el ocio se relaciona con beber alcohol, es probable que bebas para integrarte en el grupo. No pasa nada por tomarse una caña, lo que genera un hábito negativo, como la propia palabra indica, es hacerlo de forma recurrente todos los días de la semana.

El acceso a los alimentos ultraprocesados:

✔ Muchas veces en la despensa nos falta arroz, nos falta aceite de oliva o el frutero está vacío, pero ¿verdad que lo que no falta son los *snacks* de picoteo? Es importante tener acceso a alimentos saludables cuando te pique el gusanillo, porque, si en vez de fruta tienes un dulce, ¡irás a por él!

Si has identificado alguno de los anteriores hábitos negativos, en tu mano está modificarlos con pequeños actos del día a día que no hagan complicada la transición.

FACTORES EXTERNOS QUE TE CONDUCEN A TENER HÁBITOS POSITIVOS

Crea un ambiente activo para estimular la actividad física como una acción cotidiana:

✔ Levantarte treinta minutos antes ¡no es nada!, y caminar rápido media horita antes de ir a trabajar marca la diferencia en tu día. Haz honor a la frase: ¡levantarse con buen pie!

✔ Si puedes, vete andando o en bici al trabajo. Si vas en metro, puedes bajarte una parada antes y caminar. Te lanzo unas reflexiones: ¿Cuánto tiempo tardas en llegar en coche al trabajo, contando con aparcar? ¿Cuánto tiempo tardas en moverte en coche por la ciudad, con todos los atascos? ¿Y en transporte público? Muchas veces solo tardamos quince minutos si vamos andando, y por quince minutos merece la pena hacer ese pequeño gran cambio.

- ✓ ¡Levántate y prepara la cena! Ponte un poco de música y mueve el esqueleto. Es tu momento de disfrutar si te gusta cocinar y si no, ya que hay que hacerlo, que te sirva para ser más saludable.
- ✓ Con la tecnología puedes hacer hasta la compra *online*, pero qué quieres que te diga, nada como poder ver, oler y tocar los alimentos que vamos a comprar. ¡Mueve el cucu y sal al mercado! Además, qué mejor que hablar con el pescadero, carnicero o frutero y que nos cuenten qué está más fresco hoy.

¡Fuera el estrés y la tensión! Contra estos aliados de la vida zombi solo hay un antídoto: organización.

- ✓ Lo importante es que cuidarse no sea un factor más de estrés, todo lo contrario. Que al llegar a casa veas que tienes la nevera llena de comida preparada y saludable, y que el orden interior te ayude a sentir más el orden por fuera.
- ✓ Por eso, aprende a dedicar un día a la semana a organizarte el menú, hacer la compra y a cocinar. ¿Y cómo lo haces de forma correcta? ¡Ahora te lo cuento!

¡Comer saludable es barato si compras bien! Creo que no hay mejor publicidad que ir al mercado o al supermercado y ver con nuestros propios ojos el despliegue de colores, olores y texturas. Si compramos bien, atendiendo a los productos que están de temporada o a los frutos del mar que están en oferta por una buena jornada de pesca, no resultará caro comer saludable.

¡Conviértete en el ejemplo de tu entorno! Si en tu familia comen siempre con un refresco, viendo la tele, y entre horas no falta la cerveza con las patatas fritas, ve introduciendo tus cambios poco a poco.

✓ Prepárate un refresco casero para comer. ¡Seguro que quieren probarlo! Si estás acostumbrado a beber refrescos con gas y azucarados todos los días, va a ser muy complicado que de la noche a la mañana te dejen de apetecer las burbujas y esa sensación de dulzor que nos gusta.

✓ Cuando tu entorno vea que se pueden mejorar los hábitos de consumo y que, encima, es más sencillo de lo que parece porque tú habrás tomado la iniciativa, serán ellos los que se sumen a tus acciones saludables.

¡Acceso a frutas y *snacks* saludables!

✓ Si te apetece algo y lo primero que tienes a mano en la despensa son unas galletas o unos fritos, te lanzarás a por ellos. De ti depende tener siempre algo saludable y apetecible. Como cuando nos pica el gusanillo no queremos entretenernos con elaboraciones muy complicadas, al final del libro te dejo varias recetas de *snacks*.

Estos son algunos *tips* que te pueden ayudar a mejorar tu entorno zombi si este es el que te pone las cosas difíciles.

✒ FACTORES INTERNOS: MI ESTILO DE VIDA ✒

¿Qué es un estilo de vida saludable? Se define como salud al estado completo de bienestar físico, mental y social. Por lo que un estilo de vida es aquel en el que la actividad física y la social, la relación con el entorno y una dieta saludable nos proporcionan este bienestar.

Como ves, podemos modificar nuestro estilo de vida y hacerlo más positivo, y este libro será una herramienta con la que aprendas a tener una alimentación saludable y una **dieta equilibrada**; es decir, aquella que contenga toda la energía y nutrientes suficientes para mantener este estado de salud, pero ¡ojo!, sin prescindir del placer que nos produce comer. Porque la nutrición es una ciencia, pero de la mano de la gastronomía se convierte en un arte.

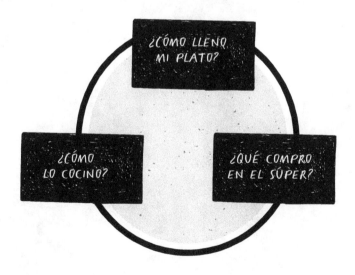

La cocina saludable tiene que ser equilibrada y apetecible. Para conseguirlo hay que dedicarle tiempo, no nos vamos a engañar, pero con organización es más que posible. Los tres pilares para facilitarnos la vida saludable son:

✔ ¿Cómo lleno mi plato?

✔ ¿Qué compro en el súper?

✔ ¿Cómo lo cocino?

CAPÍTULO 4

DIETA EQUILIBRADA: LA COMIDA SANA QUE REVIVE A LOS MUERTOS VIVIENTES

CÓMO LLENO EL PLATO

Primera confesión: excepto para la repostería más saludable, no soy muy amiga de la báscula. Creo que pesar lo que comemos va en contra de facilitarnos la vida. Cuando nos ponemos a cocinar, la báscula es un obstáculo para agilizar las cosas. Sin embargo, es necesaria para saber si los alimentos que comemos nos aportan la cantidad y calidad necesaria de nutrientes para mantener un buen estado de salud, y si los ingerimos por exceso, defecto o de forma descompensada.

Para asegurarte de que estás alimentándote bien y dejar la báscula a un lado, ¿qué te parece si tomas de referencia algo que tienes delante todos los días cuando comes? Un plato.

¡Ahora vamos a rellenarlo con estos distintos grupos de alimentos!

- ✔ FRUTAS Y VERDURAS
- ✔ CEREALES INTEGRALES Y TUBÉRCULOS
- ✔ PROTEÍNAS SALUDABLES

Para ello, divide el plato en tres partes y reparte los grupos de alimentos:

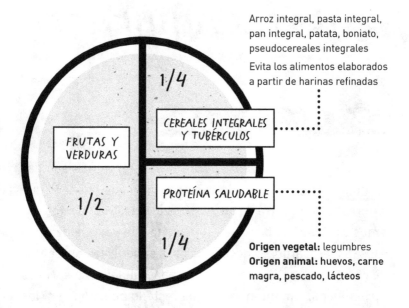

Arroz integral, pasta integral, pan integral, patata, boniato, pseudocereales integrales

Evita los alimentos elaborados a partir de harinas refinadas

1/4

CEREALES INTEGRALES Y TUBÉRCULOS

FRUTAS Y VERDURAS

1/2

PROTEÍNA SALUDABLE

1/4

Origen vegetal: legumbres
Origen animal: huevos, carne magra, pescado, lácteos

¡Te presento el plato de Harvard! Mi recurso favorito para comer de forma balanceada, con un buen reparto de nutrientes, alejándome de las dietas estrictas que generan poca adherencia.

Si llenas tu plato así cada día, con el aceite de oliva virgen extra como grasa de preferencia para cocinar y la bebida escogida es el agua, estarás asegurándote una ingesta saludable.

⚭ LOS NUTRIENTES ⚭

Otra forma de asegurarte que tu dieta diaria esté siendo la adecuada, es ceñirte a la ingesta de los siguientes porcentajes de macronutrientes.

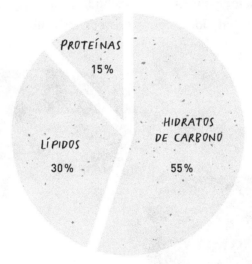

Ten en cuenta que del 30 por 100 de los lípidos o grasas que vas a ingerir:

- ✓ El 20% tienen que ser ácidos grasos monoinsaturados.
- ✓ El 7 u 8% tienen que ser ácidos grasos saturados.
- ✓ El 5% tienen que ser ácidos grasos poliinsaturados.

Puede que esto ahora mismo te haya sonado a chino. ¡Y es normal! Por eso me gusta hablar de alimentos más que de nutrientes, porque es el lenguaje común. Muchas veces no sabemos qué tienen las legumbres, pero sí que son saludables y que hay que introducirlas en la dieta. Porque es más importante el origen y la fuente de alimentos de los que vienen los macronutrientes que los macronutrientes en sí. Por supuesto está bien que sepamos ya cómo rellenar el plato, pero para tener un lenguaje común entre la ciencia de la nutrición y nuestra despensa hay que saber qué tiene un alimento cuando lo miramos con una lupa y cuál es su función en el organismo.

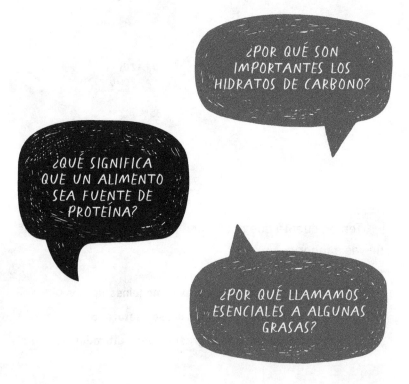

Todos los días comemos, todos los días hacemos la digestión, incorporamos energía para vivir y, muchas veces, no nos preguntamos qué está pasando en el cuerpo para que sea posible la vida. Cuando comprendemos que lo que ingerimos nos aporta energía para poder mantenernos vivos, materiales para la formación, crecimiento y reparación de nuestras estructuras corporales, así como para regular todo lo que pasa en el organismo y que incluso afecta en la reducción del riesgo de padecer ciertas enfermedades, entendemos lo importante que es la alimentación en la vida y el poder que tienen los alimentos para ella.

Lo que nos nutre son los nutrientes, componentes que se encuentran en los alimentos y que

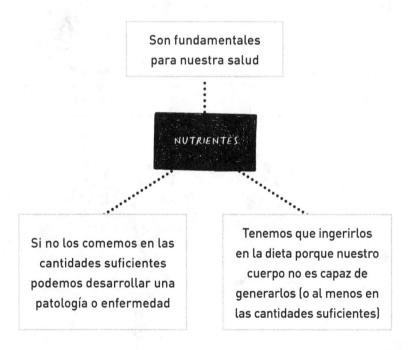

Son fundamentales
para nuestra salud

NUTRIENTES

Si no los comemos en las cantidades suficientes podemos desarrollar una patología o enfermedad

Tenemos que ingerirlos en la dieta porque nuestro cuerpo no es capaz de generarlos (o al menos en las cantidades suficientes)

En función de la cantidad de nutrientes que necesitemos ingerir, diferenciamos entre los **macro**nutrientes y los **micro**nutrientes, siendo ambos igual de importantes para la salud. Por supuesto, la cantidad de vitamina C que tenemos que ingerir en un día no tiene nada que ver con la de hidratos de carbono, que es mucho mayor, pero no por eso estos últimos son más necesarios para la salud. Así pues, los **macronutrientes** se dividen en:

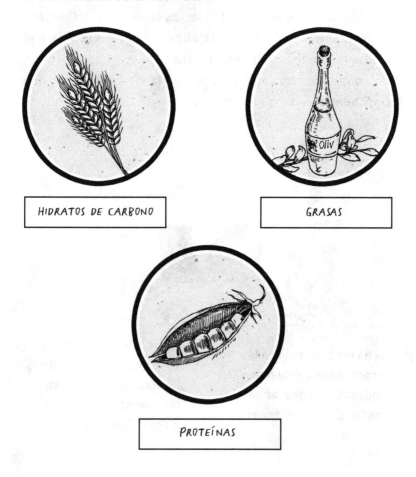

HIDRATOS DE CARBONO

GRASAS

PROTEÍNAS

Todos ellos nos aportan energía, es decir, la capacidad para vivir. Y esa energía la medimos en las conocidísimas kilocalorías. Para que te hagas una idea:

Hidratos de carbono	1 g nos aporta 4 kcal
Proteínas	1 g nos aporta 4 kcal
Grasas	1 g nos aporta 9 kcal

Que, en nuestro lenguaje común, trasladado a los alimentos que tenemos en la despensa, podría traducirse en que cien kilocalorías se encuentran en:

1 cucharada sopera de mantequilla	1 cucharada sopera de aceite de oliva
2 galletas tipo Digestive	2 naranjas medianas
2 cucharadas de mermelada de fresa	4/5 nueces
½ vaso de batido de chocolate	1 vaso de leche semidesnatada
Un puñado de cereales de arroz inflado	1 tostada grande

Por tanto, a mismas kilocalorías tenemos distintas opciones. Es por esto por lo **que es más importante el origen de las calorías que el número de calorías.**

¿Y QUÉ HAY DE LAS CALORÍAS VACÍAS?

Las calorías vacías se refiere a aquellas que no nos van a aportar más que eso: calorías; es decir, energía y ningún nutriente más que tenga otras funciones, además de la energética, como son las proteínas, los hidratos de carbono, las grasas y las vitaminas y los minerales. Por eso decimos que el alcohol, que no tiene ninguno de los anteriores nutrientes en su composición, solo nos aporta calorías, en concreto: un gramo de alcohol tiene siete kilocalorías.

Un desayuno de trescientas cincuenta kilocalorías formado por una tostada de pan integral con aceite de oliva virgen extra, una naranja mediana y unas nueces va a aportar nutrientes de más calidad al organismo que un desayuno de trescientas cincuenta kilocalorías formado por dos galletas tipo Digestive con mantequilla y mermelada, además de hacernos sentir más saciados y aportarnos energía por un periodo de tiempo más largo.

La mermelada nos aporta hidratos de carbono, claro que sí, al igual que un batido de chocolate, una naranja y unas tostadas integrales, pero a la vista está que hay diferencias entre ellos. ¡Saca la lupa, que te lo explico!

CAPÍTULO 5

HIDRATOS DE CARBONO: NUESTRA GASOLINA

Las células del cuerpo no son tontas y no trabajan gratis. Si queremos que nos den energía, hay que pagarles con una moneda de cambio: el ATP. En Europa predomina el euro y, en nuestro cuerpo, **el ATP, nuestra molécula energética.**

Los hidratos de carbono son un gran puzle lleno de pequeñas piezas que encajan entre sí. Cada una de ellas son la unidad mínima de los hidratos de carbono y se llaman monosacáridos.

¿QUÉ ES LA DIGESTIÓN?

Muchas veces hemos escuchado que tenemos una *digestión* pesada o que se nos puede cortar la digestión. Pero, realmente, ¿qué es?

La digestión consiste en separar las piezas del puzle para quedarnos con las piezas solas, con las unidades más pequeñas y que forman los nutrientes. En el caso de los hidratos de carbono, los monosacáridos.

Los jugos gástricos, las secreciones del páncreas, los ácidos biliares y los movimientos del aparato digestivo van a ser los encargados de separar las piezas.

¿ADÓNDE VAN LAS PIEZAS DEL PUZLE?

Al intestino delgado. Allí pasan al torrente sanguíneo y es importante que lleguen separadas para poder absorberse, si no, ¡no cabrían!

Las piezas mínimas del puzle más conocidas y nutricionalmente importantes son la glucosa, la fructosa y la galactosa, que cuando se juntan forman hidratos de carbono como estos:

✔ LACTOSA. hidrato de carbono de la leche.
✔ SACAROSA, hidrato de carbono del azúcar de mesa.
✔ ALMIDÓN, hidrato de carbono de los cereales y los tubérculos.

✐ INTOLERANCIA A LA LACTOSA ✦

Ahora entendemos eso de ser **intolerante a la lactosa,** por ejemplo. Cuando la lactosa llega al intestino sin haber sido separada en sus dos piezas mínimas, este no las puede absorber.

¿Y por qué no ha sido separada la lactosa? Las piezas del puzle se separan con tijeras. ¡Están muy pegadas! Cuando el cuerpo no genera una tijera o una enzima en suficiente cantidad, las piezas del puzle llegan juntas y podemos generar alergias, intolerancias o patologías. No solo porque no podemos absorber el nutriente y va a ser dañino para el intestino —como es el caso de la lactosa—, sino que se pueden desarrollar problemas por no estar disponible ese nutriente para el organismo.

✒ EL ÍNDICE GLUCÉMICO ✍

Cuando las piezas mínimas del puzle atraviesan el intestino delgado, llegan a la sangre y por allí viajan hasta las células, en las que entran y se transforman en ATP, en la moneda de cambio para dar energía al cuerpo, generando como consecuencia agua y CO_2, que saldrán de las células, volverán a la sangre y, en su mayoría, serán expirados en la respiración. Literalmente, ¡nuestro cuerpo suspira por su moneda de cambio!

Pero esto es como la vida real: ganar dinero no es tan fácil. Para que la glucosa pueda entrar dentro de las células y convertirse en nuestra moneda energética, necesitamos una llave: **la insulina.**

La insulina es una hormona que genera el páncreas. Su función es conseguir que las piezas del puzle —en concreto la glucosa— no circulen libres por la sangre y que entren en las células. Cuando el páncreas detecta glucosa en la sangre, envía su insulina al torrente sanguíneo y esta va abriendo la cerradura de todas las células.

Cuando una persona come muchos dulces, ingiere alimentos en exceso y, además, lleva una vida sedentaria que hace que las células no necesiten glucosa para convertirla en la moneda energética —porque, básicamente, no necesitan energía—, hay un exceso de glucosa en su sangre.

Muchas piezas de glucosa circulan por el torrente sanguíneo y el páncreas, estresado, no hace más que mandar y mandar llaves de insulina a las células. Y las abre y las cierra. Y las abre y las cierra. Y así sucesivamente porque no hacemos más que ingerir alimentos muy energéticos y no nos movemos lo suficiente. En este momento sucede lo que le pasaría a cualquier cerradura: se desgasta. La llave ya no abre igual de bien, de hecho, ni abre.

Nuestra insulina «deja de funcionar» porque las células han desarrollado **resistencia a la insulina.** Te presento a la diabetes mellitus tipo 2. La única solución y prevención para esta enfermedad metabólica crónica que se puede desarrollar con los años como consecuencia de una vida poco saludable es cambiar la dieta, alcanzar un peso adecuado y hacer ejercicio.

Si conseguimos que la glucosa y el resto de las piezas mínimas del puzle pasen de forma dosificada a la sangre, poco a poco haremos trabajar menos al páncreas, tendremos menos picos de glucosa en sangre y el índice glucémico, por tanto, será menor.

Los alimentos con bajo índice glucémico, en los que sus piezas mínimas se absorben lentamente, son aquellos que tienen un elevado contenido en fibra. Cuánto oímos hablar de la fibra, ¿verdad? Y no se merece menos, porque es un alimento funcional.

> Los alimentos funcionales son aquellos que forman parte de una dieta normal y habitual y que contienen ingredientes biológicamente activos que aportan beneficios para la salud y reducen el riesgo de padecer enfermedades crónicas.
>
> Estos alimentos pueden ser funcionales de por sí —yogur— o estar enriquecidos —leche enriquecida con fibra y omega 3, con calcio y vitamina D, entre otros—.

⚘ LA FIBRA ⚘

La fibra es un tipo de hidrato de carbono **NO DIGERIBLE**. Sí, sí, que sus piezas del puzle no se pueden romper. Eso sí, puede ser parcial o completamente fermentada por las bacterias del intestino grueso, generando compuestos beneficiosos para la salud.

Existen dos grandes grupos de fibra según su solubilidad:

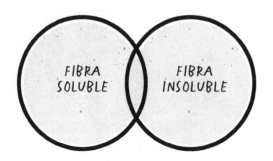

La fibra **soluble** es muy **sociable**. Por eso, cuando pasa por el intestino grueso se para a «saludar» a las bacterias del colon —una parte del intestino grueso. Ahí se encuentran las bacterias que forman nuestra microbiota intestinal—.

Como es tan sociable, la fibra soluble saluda, se **para y fermenta** generando beneficios para la salud:

- ✓ RETRASA EL VACIADO GÁSTRICO, lo que aumenta el tiempo de los alimentos en el intestino grueso y favorece la absorción de vitaminas y minerales.

- ✓ ACRECIENTA LA SENSACIÓN DE SACIEDAD porque, como es soluble, absorbe agua y crece su volumen, generando distensión abdominal. Controlando la ingesta y el incremento de peso.

- ✓ LA FIBRA ES VISCOSA Y GENERA UNA RED EN EL INTESTINO que hace que la glucosa y el resto de las piezas del puzle se absorban de forma dosificada, como si fuera un colador, controlando la glucemia y los picos de insulina.

Además, **alimenta a las bacterias del colon**. Al fermentar, genera ácidos grasos de cadena media, es decir, el alimento de la microbiota intestinal.

La fibra **insoluble** es **insociable** —sé que se dice asocial, ¡pero es nuestra regla nemotécnica!—. Por eso, cuando pasa por el intestino grueso no «saluda», y según entra en el organismo sale ¡y pitando! No le gusta nada relacionarse con nuestra microbiota intestinal.

Como es tan poco sociable y **pasa tan rápido,** genera beneficios para la salud:

- ✓ PREVIENE EL ESTREÑIMIENTO, porque aumenta la velocidad del vaciado gástrico y, como consecuencia, previene las hemorroides.
- ✓ DISMINUYE LA ABSORCIÓN DE TÓXICOS. Al estar menos tiempo en contacto los alimentos con el intestino tienen menos tiempo para absorberse.
- ✓ CONTROL DE LA GLUCEMIA. Aquí sucede lo mismo. Tiene tanta prisa la fibra insoluble que no deja tanto tiempo a la glucosa en contacto con las paredes del intestino como para que se absorba en su totalidad.

CAPÍTULO 6

PROTEÍNAS: NUESTROS LADRILLOS

Necesitamos el sistema esquelético para movernos, los anticuerpos para defendernos, oxígeno para transportarlo, las hormonas para regularnos y las proteínas para formarlo. Toma pareado para empezar a hablar de las proteínas.

Como ves, tomar proteínas es importante, ya que sus funciones van desde formar parte de las estructuras de nuestro cuerpo hasta transportar oxígeno —y otras sustancias— a las células, pasando por su función fundamental en el sistema inmunológico y el equilibrio del cuerpo.

¡Vaya! Que parece que haya que comer proteína a todas horas y en todo momento, ¿verdad? Pues realmente no. De hecho, la población española ingiere más proteína de la que necesita.

Uno de los motivos por lo que esto sucede es porque creemos que solo se encuentran en la pechuga de pollo o en los filetes de ternera. Sin embargo, también hay —y de mucha calidad— en las legumbres. Seguro que muchas veces has escuchado eso de «proteína de origen vegetal», pues aquí la tienes, y es igual de valiosa que la animal. Te explico por qué.

Imagina que una proteína es una pared formada por pequeños ladrillos. Estos ladrillos son la unidad básica que forman las proteínas y se llaman aminoácidos.

Existen veinte tipos de ladrillos —aminoácidos— distintos, que, según se combinen, pueden formar fachadas o proteínas distintas.

Cuando comemos alimentos que contienen proteínas estas «paredes» entran en el cuerpo y se digieren, cortándose y quedando libres los aminoácidos que comenzarán a combinarse creando fachadas nuevas.

Hay ladrillos que puede generar el organismo, porque tenemos cerámica para ello, son los aminoácidos no esenciales. Sin embargo, hay otros nueve que tenemos que incluir en la alimentación porque no somos capaces de crearlos. Son los aminoácidos esenciales, porque es «esencial» incluirlos en la dieta.

La proteína de origen animal, es decir, la que encontramos en la clara de un huevo, en los lácteos o en la carne y el pescado, contiene los veinte ladrillos, así que cuando estos alimentos entran en el cuerpo dan lugar a todas las combinaciones posibles para generar distintas proteínas.

Con la proteína de origen vegetal no sucede lo mismo. Excepto la soja, el resto de los alimentos que contienen proteínas —es decir, las legumbres, los frutos secos y los cereales— contienen menos de veintiún ladrillos, no son proteínas completas. Les faltan uno o dos para poder crear una pared entera. Son paredes con los huecos de uno o dos ladrillos o aminoácidos.

PROTEÍNA DE ORIGEN ANIMAL	PROTEÍNA DE ORIGEN VEGETAL
Carne Pescado Lácteos Huevos	Legumbres Cereales Frutos secos y semillas

Pero la naturaleza —y las abuelas, ahora lo entenderás— es inteligente, porque ha hecho que el ladrillo que le falta a los cereales y los frutos secos sea el que tienen las legumbres y viceversa. ¡Un *win to win* de toda la vida! A esto le llamamos **complementación proteica.**

A los cereales y los frutos secos/semillas les falta el ladrillo A, pero tienen muchos ladrillos de B y C.

A las legumbres les faltan los ladrillos B y C, pero tienen muchos ladrillos de A.

Los lácteos y huevos son alimentos de fácil combinación y contienen todos los ladrillos, por lo que pueden combinarse con cualquier grupo de alimentos que no los tengan. ¡Son nuestro comodín!

Y ahora viene lo de las abuelas, que son más listas que el hambre, y ya hacían ellas eso de las lentejas con arroz. Porque mira que están ricas, pero es que encima es un plato completo donde los haya. Y como este te enseño varios ejemplos, como unas tostas con hummus, un bol de yogur con cereales, una ensalada de legumbres con nueces y otros tantos que te mostraré más adelante.

CAPÍTULO 7

GRASAS: NUESTRA RESERVA

¡Cuántas veces hemos escuchado eso de que la grasa engorda! Pues no, que sepas que lo que engorda es el exceso de calorías. Para hacerte un paralelismo esto es algo parecido a «las gallinas que entran por las que salen»: «las calorías que entran por las que salen». El conjunto de la alimentación es lo que engorda, adelgaza o nos deja como estamos. Si ingerimos muchas calorías y gastamos pocas. Por tanto, olvidémonos de que la grasa tiene muchas calorías, lo importante no es el número de calorías, sino su origen.

La grasa es fundamental para el correcto funcionamiento del organismo. Las necesitamos porque forman la pared de las células —estamos formados por millones de ellas— y nos aportan energía para vivir; de hecho, son nuestra despensa energética. Además, son vehículos de muchas vitaminas y aislantes térmicos, y protegen los órganos de los golpes.

Al igual que con las proteínas, las grasas están formadas por unidades más pequeñas llamadas ácidos grasos.

Pues bien, hay dos ácidos grasos que el organismo no puede crear y es esencial ingerirlos en la dieta: son los ácidos grasos esenciales. Eso sí, hay muchos tipos de grasas, unas saludables y otras no. Seguro que has oído hablar de las grasas saturadas, las trans o las hidrogenadas.

Podemos dividir a las grasas en dos grandes grupos:

✔ **LAS GRASAS SATURADAS** son las más resistentes, cuesta mucho romperlas para separarlas en piezas más pequeñas. Por ello, se acumula su energía en el cuerpo con más facilidad.

✔ **LAS GRASAS INSATURADAS** son más fáciles de romper, haciendo más accesible su energía, siendo más difícil que se acumulen.

Para que te hagas una idea y sepas diferenciar las saturadas de las insaturadas a simple vista, las primeras suelen ser sólidas a temperatura ambiente, mientras que las insaturadas son líquidas. Aquí te dejo varios ejemplos:

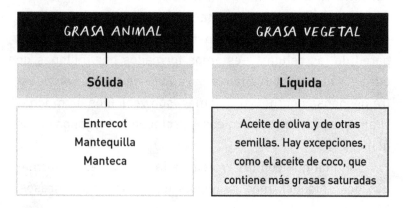

GRASA ANIMAL	GRASA VEGETAL
Sólida	**Líquida**
Entrecot Mantequilla Manteca	Aceite de oliva y de otras semillas. Hay excepciones, como el aceite de coco, que contiene más grasas saturadas

⤙ GRASAS TRANS ⤚

Pero como todo en la vida, hay anormalidades. ¿Qué pasa con la margarina? Es una grasa vegetal sólida a temperatura ambiente creada por la industria para poder hacer untable una grasa líquida y aumentar su vida útil. Lo hacen incorporando hidrógeno a la grasa, es decir, la hidrogenan: te presento a las grasas hidrogenadas.

Las hidrogenadas son grasas que hace saturadas la industria y también se conocen como trans. Las naturales, sean saturadas o no, tienen forma cis, mientras que las modificadas tienen forma trans, de ahí el nombre.

Las trans son perjudiciales para la salud porque el organismo no está acostumbrado a utilizarlas como fuente energética y prefiere las grasas naturales conocidas. De esta forma se acumula en el organismo, aumentando el «colesterol» malo (LDL) y disminuyendo el colesterol bueno (HDL).

QUEMADORES DE ENERGÍA

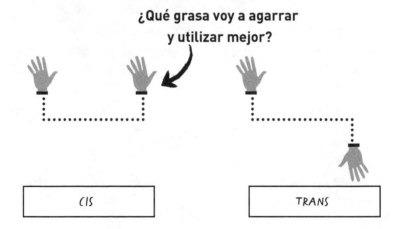

¿Qué grasa voy a agarrar
y utilizar mejor?

CIS

TRANS

En este manual estamos aprendiendo a ser sanos, así que vamos a traducir esto de las grasas trans al lenguaje de nuestra despensa. ¿Dónde encontramos las grasas hidrogenadas? Toma nota, que están en un montón de alimentos:

✔ ALIMENTOS PRECOCINADOS CONGELADOS como croquetas, fritos, empanados, pizzas, canelones...

✔ SNACKS SALADOS como las patatas fritas, helados, la bollería industrial, entre otros.

Lo que está claro es que no vamos a verlo a simple vista, ya que suelen estar escondidas en el etiquetado, por eso, vamos a aprender a interpretar este más adelante.

Acabamos de decir que las grasas trans aumentan el «colesterol malo» (LDL) y disminuyen el «bueno». ¡Quiero descubrirte una cosa! Solo existe un tipo de colesterol. Sí, sí como lo oyes. Eso de colesterol bueno o malo es una forma de simplificar las cosas para que lo entendamos todos. Porque el colesterol, aunque popularmente esté asociado a efectos negativos para la salud, es esencial en la composición de las células y se encuentra en gran cantidad de tejidos.

~✐ COLESTEROL ✐~

Y ahora te preguntarás, ¿entonces, qué es eso del colesterol malo?

✔ **EL LDL O COLESTEROL MALO ES REALMENTE UN «AUTOBÚS».** La línea LDL coge al colesterol en el hígado y lo deja hasta la parada final que son nuestros vasos sanguíneos, haciendo que se acumule en esa zona, aumentando el riesgo de enfermedades cardiovasculares.

✔ **EL HDL O COLESTEROL BUENO ES LA LÍNEA OPUESTA.** Los autobuses HDL recogen al colesterol de los vasos sanguíneos y lo llevan de vuelta al hígado, donde se elimina con más facilidad.

Tendremos más autobuses de la línea LDL si comemos alimentos con grasas saturadas y trans en el conjunto de una dieta poco saludable, mientras que habrá más autobuses de la línea HDL si comemos grasas insaturadas como las de los frutos secos y pescado azul, así como frutas, verduras, legumbres y cereales integrales.

Lo más importante de todo, por muy raro que te pueda sonar, es que gracias a las grasas saludables somos capaces de seguir una buena dieta. Las grasas ayudan a que las elaboraciones tengan mucho sabor. Son vehículos de sabores y su untuosidad hace que los sabores se expandan por la boca.

Y con estas bases aprendidas, vayamos al turrón —saludable, cómo no—. Vamos a aplicar la vida saludable, vamos a aprender a hacer las elecciones correctas en el día a día para dejar de oír las interferencias que nos presenta preparar la lista de la compra, cocinar los alimentos o ir al supermercado y escuchar a nuestra salud. ¿Me acompañas?

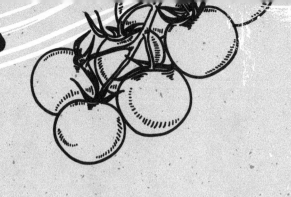

EL MÉTODO
SALUDABLE

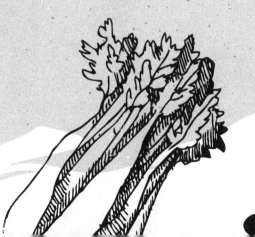

CAPÍTULO 8

CUATRO CLAVES IMPORTANTES

¡Enhorabuena! Ya has llegado a la parte más divertida. El gran problema de los zombis es que tienen una vida de lo más aburrida. Van en masa y sus movimientos se dirigen hacia donde van sus brazos. No sé vosotros, pero yo no me imagino a un zombi poniéndose el delantal y dejándose llevar por el olor rico de la comida ¡cuando eso es lo mejor de todo! Tenemos clara la teoría, ahora vamos a plantear los distintos escenarios donde ponerla en práctica para disfrutar de lo lindo, asignatura pendiente de los zombis —por cierto.

Para comenzar, te propongo cambiar la forma de hablarte. ¿Tienes que ser saludable o quieres ser saludable? Olvida el «tengo que» y sustitúyelo por «quiero ser».

Y ahora que queremos ser saludables, solo tenemos que abordar los siguientes puntos:

1. **TENER UN LENGUAJE COMÚN** para comprender cómo ser saludables.

2. **TENER UNA MOTIVACIÓN GRANDE.** Ser saludable requiere fuerza de voluntad, al principio.

3. **ADELANTARNOS AL «GUSANILLO»** y disfrutar del placer de comer.

4. **IDENTIFICAR SITUACIONES CRÍTICAS.**

TIP 1:
TENER UN LENGUAJE COMÚN

En la primera parte del libro hemos ejercitado este punto porque es fundamental entender para qué necesitamos cada nutriente y en qué grupo de alimentos está. De esta forma, tendremos las herramientas para tomar decisiones sobre cómo alimentarnos sin depender de un papel que nos diga lo que tenemos que comer cada día.

Si no queremos comer como un zombi tenemos que Informarnos para conocer qué es lo que el cuerpo necesita y lo que no. Podríamos hacer más hincapié en cada grupo de nutrientes, pero complicar el mensaje causaría confusión. Por supuesto, una legumbre no tiene la misma composición que un filete de pollo, pero ambos son una fuente de proteína. Por eso, a modo de resumen, recordemos esta tabla:

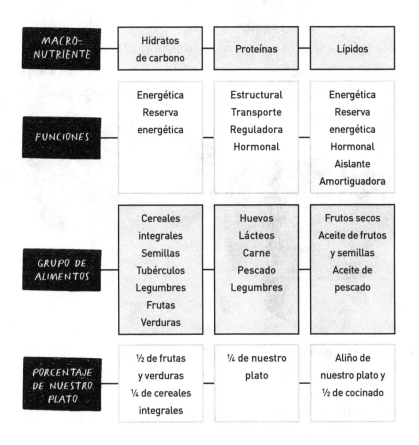

MACRO-NUTRIENTE	Hidratos de carbono	Proteínas	Lípidos
FUNCIONES	Energética Reserva energética	Estructural Transporte Reguladora Hormonal	Energética Reserva energética Hormonal Aislante Amortiguadora
GRUPO DE ALIMENTOS	Cereales integrales Semillas Tubérculos Legumbres Frutas Verduras	Huevos Lácteos Carne Pescado Legumbres	Frutos secos Aceite de frutos y semillas Aceite de pescado
PORCENTAJE DE NUESTRO PLATO	½ de frutas y verduras ¼ de cereales integrales	¼ de nuestro plato	Aliño de nuestro plato y ½ de cocinado

TIP 2:
TENER UNA MOTIVACIÓN GRANDE

Ni dieta de la alcachofa ni dieta de la piña; mejor aún ¡ni dietas ni tonterías! Llevar un estilo de vida saludable no solo se restringe a qué comemos, es algo más amplio como ya hemos mencionado anteriormente.

Todo cambio requiere un sacrificio, por mucho que merezca la pena. Por eso, para no tirar la toalla, es importante visualizar un objetivo que te permita llevar a cabo los cambios. Tómate cinco minutos y responde estas preguntas:

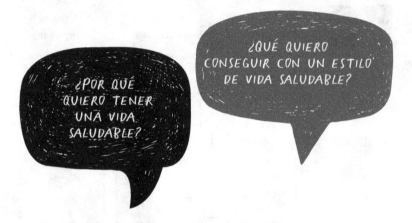

¿POR QUÉ QUIERO TENER UNA VIDA SALUDABLE?

¿QUÉ QUIERO CONSEGUIR CON UN ESTILO DE VIDA SALUDABLE?

Creo que puedo leerte la mente y tu respuesta está entre estas opciones:

✓ QUIERO EVITAR QUE ME PASE ALGO MALO.

✓ QUIERO SENTIRME SANO, LLENO DE ENERGÍA SALUDABLE.

✓ QUIERO ADELGAZAR.

Las dos primeras son una fuerte motivación. Llevar una vida saludable para evitar tener enfermedades que hemos visto o vivido con algún amigo, conocido o familiar, así como querer sentirnos sanos para cumplir objetivos son metas lo suficientemente fuertes para motivar nuestros cambios. Sin embargo —aquí te tengo que ser sincera—, si tu respuesta solo ha sido «adelgazar», tenemos que trabajar el punto de partida. Adelgazar será una consecuencia de seguir un estilo de vida saludable si tienes sobrepeso o estás por encima de tu peso ideal. Pero no puede ser el único objetivo que movilice tu cambio porque, cuando adelgaces esos cinco kilos que no te gustaban, volverás a las costumbres de antes y la vida saludable habrá durado unos dos meses.

Perder peso suele ser una motivación asociada al verano y muchas veces vamos con «faldas y a lo loco», hacemos la dieta de la piña, la de la alcachofa y las depurativas a base de batidos e infusiones. Mucho depurar para luego devorar, típico de zombis. ¡Qué hambre dan esas dietas! Y de ahí viene el llamado efecto rebote -creo que podríamos llamarlo efecto zombi-.

El metabolismo, que está acostumbrado a ingerir las calorías que necesita cada día para poder realizar sus funciones vitales, de repente se ve castigado solo con piña. Que sí, que está muy rica, pero un alimento muy completo no es. Como hemos mencionado anteriormente comer solo fruta no es saludable si la utilizamos como sustituto de otros alimentos fundamentales para nuestra dieta. Si al organismo le damos solo piña, empieza a ver que le llega menos energía y, como es muy listo, comienza a gastar menos. Y cuando de repente alcanzamos los objetivos de peso, de golpe, volvemos a comer como antes. Es entonces cuando el organismo, que tiene memoria, comienza a ahorrar mucha energía de la que le entra, ganando peso.

TIP 3:
ADELANTARNOS AL «GUSANILLO»

Es de una despensa muy zombi encontrar fritos y *snacks* que pueden quitarnos el gusanillo, pero también la salud. Por eso es crucial tener alimentos saludables a mano para picar entre horas, identificar si estamos comiendo por hambre o aburrimiento y tener técnicas para evitarlo.

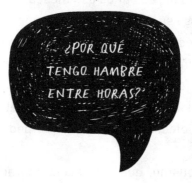

El cerebro necesita glucosa para funcionar, es su principal gasolina. Por eso, en cuanto aprecia niveles bajos de esta molécula energética en el organismo, demanda la ingesta de alimentos dulces y calóricos, y llama a la puerta el gusanillo.

La glucosa estimula el centro del placer y de la recompensa porque nos da energía de forma rápida. Sin embargo, esta energía también es breve, por eso nos sacian tan poco los alimentos dulces y queremos más y más.

Es un error pensar que la glucosa solo se encuentra en el azúcar de mesa, en los caramelos o en la bollería. La glucosa se encuentra también en alimentos saludables como son las frutas, las verduras, las hortalizas y las legumbres. Por lo que podemos dar al cerebro lo que necesita de forma saludable y controlar su demanda siguiendo estos consejos:

1. **EMPIEZA EL DÍA CON ENERGÍA.** Si desde primera hora te sientes saciado, es más fácil evitar el gusanillo. Intenta que tu primera ingesta sea completa y saludable, como los desayunos que hemos aprendido anteriormente. ¡Te refresco la memoria! Puedes introducir:

   a. Lácteos o bebidas vegetales.
   b. Cereales integrales.
   c. Piezas de fruta.
   d. Grasas saludables: aceite de oliva virgen extra, frutos secos, aguacate...
   e. Huevos.

   Todos estos alimentos son saciantes, ya sea por su contenido en fibra, grasa o proteínas. Además, al ser tan energéticos, van a aportar gasolina de manera constante a nuestro motor: el cerebro. Y no vamos a necesitar parar a echar combustible en un buen rato.

   Si aportamos esta gasolina en forma de dulces, daremos gasolina a nuestro cerebro de forma muy rápida, pero muy breve, necesitando parar a repostar más veces. ¡Por algo los zombis tienen el cerebro hecho papilla!

2. **ORGANIZA TU COMPRA Y TU COCINA.** Prioriza llenar tu despensa y tu cocina de alimentos saludables. Ten el frutero a mano y fruta siempre preparada. Pelar una naranja o una mandarina a veces da pereza. Lo mismo sucede en verano cuando queremos sandía o melón y tenemos que sacar una rodaja. Ten siempre algo de fruta cortada y preparada en un tupper para que te resulte más fácil tomarla.

3. **VE AL SÚPER SIN HAMBRE.** Ir al mercado hambriento puede favorecer que elijamos comprar aquellos productos que nos generen más placer. Muchas veces pueden ser frutas de temporada o un buen pescado, pero otras serán productos que podamos ir comiendo de camino a casa y que nos aporten energía aquí y ahora, como *snacks*, fritos o el pan blanco.

4. **DUERME BIEN.** Los zombis no duermen, mala señal. Dormir pocas horas favorece el aumento de peso por dos razones:

   a. Se alteran las hormonas que regulan la saciedad y el hambre, la leptina y la grelina, respectivamente.

   b. Aumenta el tiempo disponible para comer.

   Si nos rodeamos de un ambiente donde los ultraprocesados son fáciles de conseguir, la ingesta de calorías será directamente proporcional al tiempo que estemos despiertos.

5. **SÍRVETE EN EL PLATO. NO COMAS DE LA FUENTE.** Parece una tontería, pero no lo es. Como hemos aprendido antes, las ingestas de alimentos recomendadas pueden repartirse en un plato. Si comemos de la fuente perderemos la noción de las cantidades que ingerimos y, seguramente, comamos de más.

6. **ESCÚCHATE.** ¿Has oído hablar del *mindful eating* o alimentación consciente? Como la palabra indica, consiste en que seamos conscientes de nuestras sensaciones fisiológicas y emocionales para saber identificar cuándo comemos por hambre o cuándo comemos por otros motivos como la ansiedad. Realizar esta práctica nos ayuda a identificar el momento en el que estamos saciados evitando comer de más. La práctica del *mindful eating* requiere de entrenamiento con profesionales, pero puedes empezar por comer sin televisión ni aparatos electrónicos, siendo consciente de tus sensaciones y de cada bocado.

7. **USA UN BUEN MÉTODO DE COCINADO.** Cuando nos entra el gusanillo no queremos tomar unas judías verdes cocidas. Nos apetece comer algo sabroso. ¿Es posible comer cosas ricas y saludables? ¡Por supuesto! Te lo enseño en la última parte de esta guía.

TIP 4: IDENTIFICAR SITUACIONES CRÍTICAS

Tener poco tiempo y comprar al día	No tener alimentos saludables en la cocina
▽	▽
Cocinar cosas rápidas	Saciar el gusanillo con ultraprocesados
▽	▽
Aprender a planificar el menú semanal	Aprender a comprar en el supermercado

APRENDE A COMER BIEN: PLANIFICA TU MENÚ SEMANAL

Para estar sanos tenemos que comer cosas sanas. Parece obvio, pero no lo es. Lo que necesitamos para estar vivos son alimentos vivos; es decir, no procesados o mínimamente procesados. Lo que procesemos, que sea en la cocina con los ingredientes que elijamos —y veamos— nosotros. Por eso la primera situación crítica es saber escoger qué alimentos compramos y dónde los compramos.

Hemos llegado al mundo del supermercado, un lugar lleno de estímulos poco saludables donde debemos tener claro nuestro objetivo.

Antes del supermercado toca hacer la lista de la compra. Ha de ser eficiente, saludable y ¡que no se nos olvide nada! Pongo especial énfasis en este punto porque aprender a comprar una vez a la semana en vez de ir cada día nos ayuda a ahorrar dinero y ganar salud. Si vas a diario al supermercado con prisa o sin haber decidido bien qué vas a comer, abierto a ver «qué te apetece más» terminarás escogiendo alimentos poco saludables. No solo vale no ir a la compra con hambre, tienes que ir a la compra con lista.

PLANIFICAR TU MENÚ SEMANAL CONSTA DE TRES PASOS

~~ PASO UNO ~~

Dibuja cinco círculos. Estos corresponden a las comidas y las cenas.

Vamos a crear cinco combinaciones distintas con estos

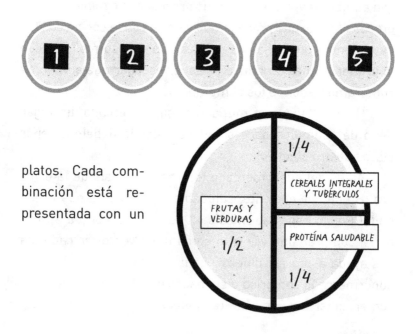

platos. Cada com-
binación está re-
presentada con un

CEREALES INTEGRALES Y TUBÉRCULOS

FRUTAS Y VERDURAS

1/2

1/4

PROTEÍNA SALUDABLE

1/4

número:

Recordemos cómo tiene que dividirse cada uno de los platos anteriores:

Estos dibujos nos sirven para hacernos una idea de qué y cuánto hay que comprar de cada grupo de alimentos, asegurándonos la variedad si derrochar comida. Para calcular las cantidades extrapolamos cada plato de Harvard a los cinco días que dura la semana laboral. Efectivamente, no incluyo el fin de semana porque es cuando solemos salir a comer fuera, tenemos invitados en casa o hacemos cocina de aprovechamiento. Más adelante te hablaré de ella.

Ahora llega lo más «complicado» de todo. No te preocupes porque es más sencillo de lo que parece, y te voy a ayudar con ejemplos muy sencillos.

Para cada uno de esos cinco platos elige:

a. Una combinación con verduras.

b. Una combinación con proteína: huevo, pescado, carne, lácteos, legumbres.

c. Una combinación con cereales integrales o tubérculos.

Aquí están mis ejemplos que, además, acompañaré con el número correspondiente de cada plato para que puedas ver las distintas combinaciones.

TRES TIPOS DE VERDURAS QUE VAYAMOS A COCINAR

- ✔ Berenjena (plato 1)
- ✔ Pimientos (plato 2)
- ✔ Judías verdes (plato 4)

CUATRO TIPOS DE VERDURAS COMODÍN PARA SOFRITOS O PARA COMER EN CRUDO UNA VEZ AL DÍA

- ✔ Espinacas (plato 5)
- ✔ Tomate (plato 3)
- ✔ Zanahoria (plato 3)
- ✔ Cebolla (plato 3)

CINCO RACIONES DE ALIMENTOS FUENTE DE PROTEÍNA

- ✔ Legumbres (plato 1)
- ✔ Pescado azul (plato 2)
- ✔ Pescado blanco/ave/carne magra (plato 3)
- ✔ Huevo (plato 4)
- ✔ Legumbres (plato 5)

CINCO RACIONES DE CEREALES INTEGRALES Y TUBÉRCULOS

- ✔ Arroz integral (plato 1)
- ✔ Boniato (plato 2)
- ✔ Pasta integral (plato 3)
- ✔ Patata (plato 4)
- ✔ Patata (plato 5)

1	2	3	4	5
LENTEJAS CON ARROZ Y SOFRITO CON BERENJENA	CABALLA AL HORNO CON PIMIENTOS ASADOS Y BONIATO	ESPAGUETIS INTEGRALES CON BOLOÑESA CASERA	JUDÍAS VERDES CON HUEVO COCIDO Y PATATA	ENSALADA DE ESPINACAS CON GARBANZOS Y PATATA

Estas son solo cinco combinaciones con los distintos grupos de alimentos divididos por grupos. De esta forma tenemos todas las comidas organizadas. ¡Ya hemos hecho lo más difícil! Ahora solo hay que repetir estos cinco platos en las cenas de tal forma que no coincidan.

Para cocinar cada uno de los platos, pondremos los ingredientes en crudo sobre el plato para asegurarnos de que las cantidades se ajustan a las raciones. Por ejemplo, para la pasta integral, esta solo deberá ocupar ¼, al igual que la carne picada magra. Mientras que la cebolla y el tomate de la salsa casera ocuparán la mitad del plato.

¡Ya tienes organizadas las comidas y las cenas de toda la semana! Si ves que la cena te resulta contundente, puedes cambiar la receta y hacerla más ligera, pero si eres fiel al método plato estará todo correctamente repartido.

~❧ PASO DOS ☙~

Dibuja tres cuadrados. Estos representan las meriendas.

Haremos tres combinaciones distintas para las medias mañanas y las medias tardes. Es el momento de introducir en la dieta alimentos interesantes como frutos secos, semillas, lácteos fermentados, fruta y cereales integrales.

Combina la fruta con uno de los siguientes grupos de alimentos:

- ✔ Lácteo (X)
- ✔ Fruto seco (Y)
- ✔ Cereal integral (Z)

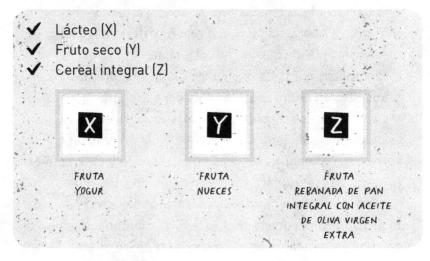

X	Y	Z
FRUTA YOGUR	FRUTA NUECES	FRUTA REBANADA DE PAN INTEGRAL CON ACEITE DE OLIVA VIRGEN EXTRA

Es el momento de introducir las meriendas en tu semana, puedes combinarlas como quieras, como mejor te venga y más te guste.

~ PASO TRES ~

Adapta tu desayuno y hazlo más saludable. Los triángulos representan los desayunos.

Esto ya va tomando forma. Para el desayuno puedes ser más abierto si cabe. Muchas personas se levantan sin hambre y, otras, devoran hasta un revuelto de tortilla. Por eso, en este caso, te doy varias ideas para que elijas la opción que más se ajusta a tu tipo de desayuno con consejos para que sea más saludable.

1. **SI ERES MÁS DE TOSTADAS**
   - ✔ Utiliza pan integral.
   - ✔ Prioriza el aceite de oliva virgen extra y el tomate frente a opciones dulces.
   - ✔ Si te gusta ponerle *toppings* como embutido o queso, que sea magro o tenga poca grasa. Elije una loncha de pavo o un queso fresco, por ejemplo.

2. **SI ERES MÁS DE LÁCTEOS**
   - ✔ Intenta utilizar lácteos fermentados como el yogur. Es un probiótico, es decir, un alimento que contiene microorganismos vivos, como hemos visto anteriormente, y es saludable para el intestino.
   - ✔ Si utilizas lácteos, que sean semidesnatados. Los desnatados dificultan la absorción del calcio porque no tienen vitamina D, vitamina que se encuentra en la grasa y que ayuda a que el calcio pase del intestino a la sangre.
   - ✔ Si te gusta acompañar los lácteos con cereales:
     - **a.** Procura que sean integrales y lo más naturales posibles, como unos copos de avena.
     - **b.** Si te gusta que sean dulces, crea tu propia granola casera, elegirás tú los ingredientes pudiendo elegir los más saludables.
   - ✔ Si te gusta añadir azúcar al yogur:
     - **a.** El paladar se acostumbra al dulce y a la inversa. ¡No hay mal que por bien no venga!

Ve reduciendo poco a poco el azúcar de tu yogur. Te propongo incorporarle canela o vainilla y frutas maduras para obtener un dulzor más natural.

3. **SI ERES MÁS DE HUEVO**
   - ✔ Evita que sea frito. Cocínalo a la plancha —luego te enseño un truco para que no se te rompa la yema— o cuécelo.
   - ✔ Si lo que te gusta es el revuelto, evita acompañarlo con beicon. Hazlo con tomate a la plancha o saltea unos champiñones.
   - ✔ Si te gusta echar sal a la yema, ¡no te pases! Sazona también con unas especias como el tomillo y verás qué rico está.

4. **SI TE GUSTA ECHAR SEMILLAS**
   - ✔ Que no hagan turismo gastrointestinal. Utilízalas correctamente. Están de moda las semillas en los desayunos ¡arriba las modas saludables! Sin embargo, no todo es una foto bonita con una tostada de aguacate llena de semillas de chía por encima. Ya que incorporamos semillas a los desayunos vamos a utilizar correctamente las grasas saludables, fibra, proteína, vitaminas y minerales que nos aportan.
   - ✔ Las semillas son muy resistentes, están diseñadas para ello. En la naturaleza aguantan

lluvias, vendavales y el picoteo de los pájaros. Por eso, cuando nos comemos una semilla entera y es tan pequeña que no podemos masticarla, entra en el cuerpo sin pena ni gloria. Sus paredes resisten a nuestra digestión y no podemos absorber sus nutrientes. Salen tal cual entran. Vaya, que hacen turismo gastrointestinal.

✔ Para poder aprovechar el contenido de las semillas pequeñas tienes que molerlas para romper de forma mecánica su pared o hidratarlas, como un pudin de semillas de chía y leche, por ejemplo.

¡Por fin tenemos planificado el menú semanal! Esto te tomará una hora cada fin de semana. De esta forma, podrás ir al supermercado con una lista eficiente y saludable. Eso sí, antes de hacerla, comprueba los elementos que tienes en la despensa, igual no te hace falta comprar todo.

Después de este trabajo tendrás que conseguir una lista así, dividida en estos grupos para no pasearte diez veces por cada pasillo. Es una lista abierta y simplificada que te va a valer para todas las semanas del año y te permitirá, además, adaptarte a los productos de temporada y a las ofertas saludables del supermercado. Cópiala o escanéala, y llévala siempre contigo al súper. Recuerda que es para una persona, adapta las cantidades a tu situación y a los alimentos que ya tienes.

MI LISTA
DE LA COMPRA

FRUTAS Y VERDURAS

7 tipos de verduras
3 tipos de fruta
2 tipos de tubérculos

ULTRAMARINOS

2 tipos de legumbres
2 tipos de cereales integrales
2 tipos de frutos secos
Aceite de oliva virgen extra

CARNE, PESCADO Y/O HUEVOS

1 docena de huevos
2 raciones de pescado azul
2 raciones de pescado blanco
2 raciones de carne magra y/o ave

LÁCTEOS

½ docena de yogures
2 brick de leche

TIPS

Legumbres: Puedes comprarlas en seco o en conserva. Son igual de saludables y esta última puede ahorrarnos un buen rato, que el tiempo no sea una excusa para no comer legumbres.

Frutas y verduras: Intenta que las verduras sean de colores distintos para asegurar la variedad de vitaminas y minerales en tu dieta.

Embutidos y lácteos: Elige los que tengan menos grasas saturadas como el queso fresco o la pechuga de pavo

CAPÍTULO 10

NO LEAS COMO UN ZOMBI: EL ETIQUETADO

Tenemos una lista de la compra completa, flexible y saludable. Sin embargo, entramos en el supermercado y parece que todo el trabajo que habíamos hecho se nos desmorona. El espíritu zombi se despierta: hay multitud de carteles, ofertas y la sección de bollería huele tan bien. La industria se ha encargado de mejorar muchos alimentos, pero también ha empeorado, desde el punto de vista de la salud, otros tantos.

Por eso vamos a recorrer juntos cada pasillo del supermercado intentando no deambular como zombis y comprar sin leer, siguiendo a la mayoría. Vamos a aprender a **identificar** qué alimentos son saludables y cuáles no. Remarco identificar porque en este libro estamos aprendiendo a ser autosuficientes y no necesitar una lista de la compra estricta o una dieta rigurosa. Te voy a dar ejemplos de qué alimentos son buenos, regulares y malos, por supuesto, pero con estas pautas vas a aprender a saber por qué lo son y encontrar al lobo disfrazado de oveja. ¿Dónde? En el etiquetado.

Para identificar qué alimentos son buenos o malos has de aprender a interpretar el etiquetado. Para esto, deja un momento de leer, acércate a la cocina y coge un alimento que tenga etiqueta. Unos frutos secos, unos cereales, unas galletas, un yogur... ¡lo que quieras!

¿Ya lo tienes? Veamos ahora qué ingredientes incorpora una etiqueta y qué cosas nos interesa saber para entender si un alimento es saludable.

En primer lugar en un envase debes encontrar la información que te muestro en esta tabla. Te destacaré los elementos que más interesan:

Denominación del alimento
Ingredientes causantes de alergias o intolerancias
Cantidad neta del alimento
Fecha de duración mínima o fecha de caducidad y fecha de congelación
Condiciones especiales de conservación y/o utilización
Modo de empleo (si es preciso)
País de origen o lugar de procedencia
Grado alcohólico (si es >1,2 %)
Menciones adicionales para determinados alimentos
Nombre y dirección del operador responsable
LISTA DE INGREDIENTES
INFORMACIÓN NUTRICIONAL
CANTIDAD DE DETERMINADOS INGREDIENTES O CATEGORÍAS

INFORMACIÓN NUTRICIONAL

Nos indica los nutrientes que nos aportan 100 g (o ml si se trata de un líquido) de ese producto.

Información obligatoria:

✓ Grasas (de las cuales saturadas)
✓ Hidratos de carbono (de los cuales azúcares)
✓ Proteínas
✓ Sal

Información voluntaria:

✓ Grasas monoinsaturadas, poliinsaturadas
✓ Polialcoholes
✓ Almidón
✓ Fibra
✓ Vitaminas y minerales

¿Por qué aparece a veces en dos columnas? Porque puede expresarse por porción o por unidad de consumo.

INFORMACIÓN NUTRICIONAL	POR 100 g
Valor energético	390 kcal
Grasas	4 g
De las cuales saturadas	2 g
Hidratos de carbono	80 g
De los cuales azúcares	75 g
Fibra alimentaria	8 g
Proteínas	5 g
Sal	0,3 g
Micronutrientes (vitaminas y minerales)	Se muestran aquellos que superen el 15% de la cantidad diaria recomendada.

Ingredientes: Azúcar, cacao (22%), vitaminas (C,B1,D), aroma, canela, sal, aceite de girasol, lecitina de soja.

LISTADO DE INGREDIENTES

Nos muestra los ingredientes que forman el producto. Atento a esto: **Los ingredientes están colocados en orden decreciente de cantidad.** Se deben indicar:

✓ Aceites y grasas refinadas de origen vegetal – hidrogenados
✓ Aditivos, enzimas, aromas
✓ Alérgenos

¿Sabías que hay productos que omiten la lista de ingredientes? Son aquellos alimentos que contienen uno único que coincide con su denominación. ¡Mira algunos ejemplos! Harina de trigo, bebidas alcohólicas con más de un 2 % de alcohol sin alérgenos, algunos productos lácteos

Ya sabemos lo que hay en el etiquetado, ahora toca aprender a interpretarlo. La próxima vez que vayas a la compra lleva el libro contigo o haz memoria para poder interpretarlo. En el listado de ingredientes y en la información nutricional tenemos los datos necesarios para saber si un alimento es bueno o malo. ¡Con nosotros no juegan al despiste!

LISTA DE INGREDIENTES

Responde a las siguientes preguntas con el etiquetado delante:

1. **¿CUÁNTOS INGREDIENTES TIENE?** A mayor número de ingredientes, más procesado es un alimento y menos saludable es porque, por lo general, tiene un elevado contenido en azúcares, sal, grasas saturadas y otros aditivos. Vayamos al grano, los ingredientes que debes encontrar son los que forman parte del producto. Si compras guacamole y lees siete ingredientes más, además del aguacate, guacamole estás comiendo poco. ¿Y por qué esto es malo? Porque estimulan mucho nuestro apetito debido a su potencia de sabor y no resultan saciantes porque no estamos dando al cerebro lo que cree que va a obtener. Te pongo un ejemplo que nos ha pasado a todos. Somos capaces de bebernos un refresco azucarado tras otro sin llenarnos y no un vaso de agua tras otro, nos

saciamos antes. Lo mismo sucede con las galletas, no sé tú, pero a mí me cuesta mucho más comerme dos manzanas en el desayuno que seis galletas. Si quieres ser saludable, aléjate de los alimentos que tienen una larga lista de ingredientes.

2. ¿QUÉ INGREDIENTES SON? De poco sirve que un producto tenga pocos ingredientes si los que tiene no son saludables. Aquí te muestro a los que debes prestar atención.

> **Azúcares.** Fécula, jarabe de maíz, almidón, sirope, dextrosa, maltosa o zumo concentrado de fruta son algunas de las denominaciones que puede tener el azúcar.

> **Sal.** Si un producto contiene más de 1,2 gramos de sal por cada cien gramos del mismo es alto en sal y debes evitarlo. El exceso de consumo de sal se asocia a la hipertensión arterial, aumentando el riesgo de cardiopatía y accidentes cerebrovasculares. Mientras que la media del consumo de sal se encuentra alrededor de los nueve gramos por día, se recomienda consumir menos de cinco gramos diarios para reducir el riesgo de padecer estas enfermedades.

> **Grasas saturadas y trans.** Es complicado identificarlas en las etiquetas. Por ello, elige aquellos alimentos en los que las grasas vienen bien especificadas y evita las denominaciones «aceites vegetales» o «grasas vegetales» como el aceite de palma o busca la palabra «hidrogenado». Intenta que tenga el tipo de grasa especificado como, por ejemplo, aceite de oliva.

⚘ LOS ADITIVOS ⚘

Estamos cansados de oír que los aditivos no son sanos, pero quiero enseñarte qué es lo que hace que algunos no sean saludables

✔ **LOS POTENCIADORES DEL SABOR**, como el glutamato monosódico o E621. Se suelen emplear en *snacks*, fritos, sopas en polvo, salsas, patés, entre otros. El consumo de estos tipos de aditivos invita a seguir comiendo silenciando nuestra saciedad.

✔ **ENDULZANTES**, algo similar sucede con este grupo de alimentos. No todos los edulcorantes son malos. De hecho, pueden ser un aliado para que comer de forma saludable sea más fácil. Sin embargo, no los conviertas en un espejismo. Lo ideal para comer saludable es acostumbrar al paladar al sabor natural de los alimentos e ir reduciendo la cantidad de azúcar poco a poco. Comer menos azúcar a base de endulzantes no es real. Además, con el estímulo dulce el cerebro cree que va a recibir una cantidad de calorías que no le van a llegar, por esto no nos saciamos.

✔ TOXICIDAD, el uso de aditivos está controlado por la legislación alimentaria donde prima la seguridad de los consumidores. Se calcula cuánta ingesta es segura para la salud humana para saber qué cantidad se puede añadir a los alimentos. Así que no, no vamos a morirnos por comer aditivos en las cantidades en la que los comemos; de hecho, muchos de ellos no son tóxicos. Pero eso no quiere decir que algunos no sean sustancias poco saludables. Te enseño a cuáles debes prestar más atención y por eso te muestro qué significa cada número que forma un aditivo.

E	TIPO DE ADITIVO	NO ES RECOMENDABLE ENCONTRAR EN EL ETIQUETADO
1	**Colorantes.** Los responsables de un color atractivo. Te cuento una curiosidad, según el número que tenga, detrás darán un color u otro: E10...: amarillo E11...: naranja E12...: rojo	**E102, E104, E110.** Colorantes asociados a productos amarillos. **E122, E124, E127.** Colorantes asociados a productos rojos. **E133.** Colorante asociado a productos azules
2	**Conservantes.** Los responsables de alargar la vida útil.	**E249, E252.** Nitritos, conservantes asociados a carne procesada: fiambres y embutidos. **E220, E228.** Sulfitos, conservantes asociados a bollería, productos procesados con fruta como mermeladas o gelatinas, bebidas alcohólicas, zumos, carne procesada, pescados y moluscos en conserva.
3	**Antioxidantes.** Los responsables de mantener intacto el alimento. Son nuestros aliados porque evitan que los alimentos se oxiden y guarden sus propiedades para cuando los consumamos en casa. La vitamina C o **E300 no es perjudicial.** A este grupo pertenece también la lecitina, un emulsionante que une la grasa con el agua y ayuda a tener buenas texturas, el **E322 no es perjudicial.**	**E320, E321.** Antioxidantes que se utilizan para prevenir la oxidación de las grasas. Se asocian a productos grasos como margarinas, mantequilla, bollería industrial, fritos.

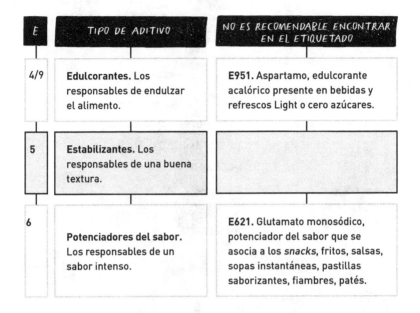

E	TIPO DE ADITIVO	NO ES RECOMENDABLE ENCONTRAR EN EL ETIQUETADO
4/9	**Edulcorantes.** Los responsables de endulzar el alimento.	**E951.** Aspartamo, edulcorante acalórico presente en bebidas y refrescos Light o cero azúcares.
5	**Estabilizantes.** Los responsables de una buena textura.	
6	**Potenciadores del sabor.** Los responsables de un sabor intenso.	**E621.** Glutamato monosódico, potenciador del sabor que se asocia a los *snacks*, fritos, salsas, sopas instantáneas, pastillas saborizantes, fiambres, patés.

3. **¿EN QUÉ CANTIDAD LOS TIENE?** Tercera y última pregunta. Este dato es muy importante para conocer la calidad del producto que vamos a comprar. Para elegir un alimento saludable es prioritario que tenga un elevado porcentaje del producto que estamos comprando. Como hemos aprendido, los ingredientes se encuentran colocados de mayor a menor cantidad. Así que si en un cacao soluble vemos que el primer ingrediente que pone es azúcar, podemos llegar a la conclusión de que es más un endulzante que un chocolate. Si compramos fiambre de pavo, queremos comer pavo. Te animo a que el próximo día que vayas a la compra mires el porcentaje de pavo del etiquetado. Verás cómo va desde el 55 hasta el 95% de pavo. ¿Y de

qué está hecho el porcentaje que falta? De fécula de patata, almidones —azúcares sencillos—, sal y agua, entre otros componentes.

4. **LOS MENSAJES ZOMBIS**. Ya hemos respondido a las tres preguntas, y cuando parece que podemos elegir el producto más saludable entre las distintas opciones, ¡aparecen los mensajes zombis!

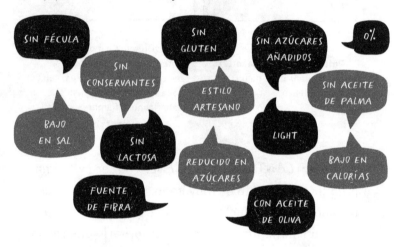

Cuando de salud se trata, que no nos traten como un zombi. Vamos a aprender a interpretar estas declaraciones nutricionales para saber si merecen la pena para decantarnos por un producto.

✔ **SIN FÉCULA. SIN LACTOSA. SIN GLUTEN.** Muy probablemente, en las fábricas en las que se produce el alimento que tienes en la mano, se elaboran otros productos. Por eso puede haber restos o trazas de otros ingredientes, aunque estos no formen parte del que quieres comprar. Por eso es bueno que pongan estos mensajes por si padecemos alguna alergia o intolerancia.

✔ **ESTILO ARTESANO.** Que un producto siga la receta tradicional no es sinónimo de que sea saludable, es un reclamo para que creamos que es más natural. No pasa nada, lee el etiquetado y mira qué, cuáles y cuántos ingredientes tiene.

✔ **BAJO EN SAL.** Se refiere a aquellos productos que no contengan más de 0,12 g de sodio, que equivale a 0,3 g de sal, por cada cien gramos o mililitros de este.

✔ **FUENTE DE FIBRA.** Mira en tu etiqueta, se refiere a aquellos alimentos que tienen más de tres gramos de fibra por cada cien gramos de producto. Es mucho más interesante si lees «alto contenido en fibra», pues tendrá el doble.

✔ **LIGHT.** Un alimento es *light* cuando la reducción de sus calorías es, como mínimo, del 30 por 100 en comparación con un producto similar. Por tanto, **no es sinónimo de que no engorda.** Solo engorda menos que otro similar y sigue siendo un producto alto en calorías.

✔ **BAJO CONTENIDO EN AZÚCARES O GRASA.** Se cumple la misma regla anterior. Es decir, la reducción de estos elementos es, como mínimo, del 30 por 100 en comparación con un producto similar.

✓ **0 POR 100 (GRASA, AZÚCAR, SAL, CALORÍAS).** Se refiere a que hay una cantidad mínima de estos elementos por ración recomendada. Aquí está el truco. Muchas veces las raciones estimadas son muy pequeñas y comemos bastante más, eliminando el 0 por 100 de la ecuación.

✓ **SIN AZÚCARES AÑADIDOS.** Que un producto no tenga azúcares añadidos no quiere decir que no tenga azúcar en su composición. Solo podrá declararse que un alimento es «sin azúcares» cuando tiene un contenido menor a 0,5 gramos de azúcares sencillos por cada cien gramos o mililitros de producto.

Podríamos continuar así todo el libro, pero ya no lo necesitamos. Si seguimos los consejos mencionados antes sobre el etiquetado y la elección de los alimentos no te hará falta hacer caso a estos mensajes. Como resumen general, la regla del etiquetado:

LA REGLA DE LAS TRES E

✓ Estudia los productos con menor número de ingredientes.

✓ Evita los que tengan entre sus ingredientes grasas saturadas, aceites vegetales, sal, azúcar —también el escondido—.

✓ Elige los que tengan un mayor porcentaje del ingrediente principal del producto que queremos comprar.

¡Elige alimentos naturales y verás como el etiquetado será lo de menos y comer rico lo de más!

∼⚭ INFORMACIÓN NUTRICIONAL ⚭∼

La información nutricional nos muestra la cantidad de nutrientes, calorías y sal que nos aporta el producto cada cien gramos o mililitros del mismo o por la ración recomendada o estimada, que muchas veces no cumplimos. Por eso te recomiendo que te fijes siempre en las cantidades de nutrientes por cada cien gramos para obtener una información más real.

Llegados a este punto, creo que es necesario que quede claro este mensaje:

ES MÁS IMPORTANTE EL ORIGEN DE LAS CALORÍAS QUE EL NÚMERO DE CALORÍAS.

Para que lo veas más claro, una manzana de tamaño medio aporta alrededor de setenta calorías. La misma cantidad que una galleta maría. Sin embargo, no tienen nada que ver los nutrientes que nos aporta una manzana que una galleta.

Pongo otro ejemplo. Es preferible comer frutos secos al natural que, a pesar de ser calóricos, nos aportan nutrientes interesantes como grasas saludables, fibra y proteínas más que un producto bajo en calorías que solo nos va a aportar grasas saturadas. Por ello, en esta parte del etiquetado deja las calorías al lado y valora los nutrientes.

✔ Hidratos de carbono, de los cuales azúcares:

Menos de diez gramos.

✔ Grasas, de las cuales saturadas:

Menos de siete gramos.

✔ Sal:

Menos de un gramo.

Ahora que estamos totalmente familiarizados con el etiquetado y sabemos qué valorar, vamos a andar por el supermercado como Pedro por su casa. Seguro que surgen preguntas sobre la marcha que vamos a ir resolviendo juntos, esas preguntas que no se hace un zombi. ¿Me acompañas?

CAPÍTULO II

NO COMPRES COMO UN ZOMBI: EL SUPERMERCADO

LÁCTEOS

En este pasillo encontramos tanto la leche como sus derivados: nata, mantequilla, margarina, queso, cuajada, leches fermentadas y requesón.

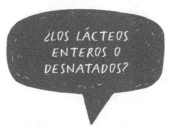

¿LOS LÁCTEOS ENTEROS O DESNATADOS?

YO ME QUEDO CON LOS ENTEROS. La grasa láctea es grasa saturada y, por tanto, menos saludable que otras insaturadas como la del aceite de oliva virgen extra, la de los frutos secos o la del pescado azul. Sin embargo, es grasa natural.

Esta grasa es el lugar en el que se encuentran muchas vitaminas, entre ellas la D, responsable de una mejor absorción del calcio, porque su puerta de entrada al torrente sanguíneo es la misma que la del calcio. Por tanto, cuando se absorbe vitamina D, se abren las puertas del intestino y, con ella, pasa el calcio.

Los lácteos son una de las principales fuentes de calcio en nuestra dieta junto con las legumbres, otros vegetales como el brócoli o las acelgas, los pescados enlatados donde sus espinas sean comestibles y los productos enriquecidos con este mineral.

El calcio es fundamental para el funcionamiento del sistema esquelético. Para la contracción muscular, la formación de los huesos, la transmisión del impulso nervioso y el equilibrio de las reacciones químicas. Por eso es necesario ingerirlo en la dieta.

Sin embargo, los alimentos de origen vegetal que son fuente de calcio como las legumbres o las espinacas tienen **secuestradores de calcio**. Dos componentes que lo «atrapan» y hacen que no se pueda absorber. Para que te hagas una idea, lo cogen de la mano y se lo llevan hasta el final del intestino donde es eliminado. Por eso hay que ingerir más cantidad de estos alimentos.

¡Pero tengo una buena noticia! La naturaleza —o los alimentos— es sabia, porque los vegetales y otros alimentos nos aportan elementos que hacen que el intestino reciba al calcio con los brazos abiertos.

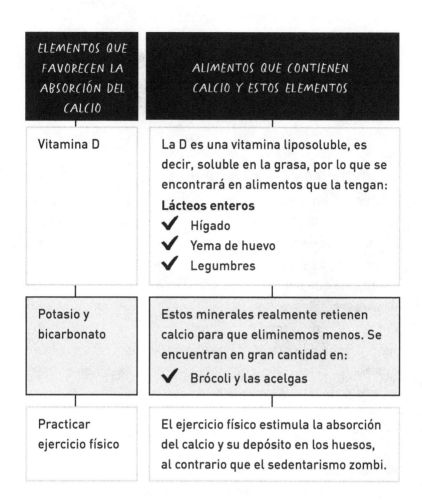

ELEMENTOS QUE FAVORECEN LA ABSORCIÓN DEL CALCIO	ALIMENTOS QUE CONTIENEN CALCIO Y ESTOS ELEMENTOS
Vitamina D	La D es una vitamina liposoluble, es decir, soluble en la grasa, por lo que se encontrará en alimentos que la tengan: **Lácteos enteros** ✔ Hígado ✔ Yema de huevo ✔ Legumbres
Potasio y bicarbonato	Estos minerales realmente retienen calcio para que eliminemos menos. Se encuentran en gran cantidad en: ✔ Brócoli y las acelgas
Practicar ejercicio físico	El ejercicio físico estimula la absorción del calcio y su depósito en los huesos, al contrario que el sedentarismo zombi.

Por ello, consumir los lácteos desnatados no tiene mucho sentido si queremos aprovechar al máximo el calcio que nos aportan. Por otro lado, la grasa de los lácteos nos proporciona saciedad, desplazando a otros alimentos menos saludables. Nos sentiremos más llenos con una leche entera llena de sabor que resultará lo suficientemente rica como para no tener ganas de comer otro alimento con mucho sabor como un dulce.

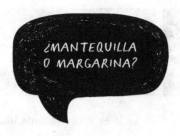

¿MANTEQUILLA O MARGARINA?

ME QUEDO CON LA MANTEQUILLA. Para comprender esta respuesta, primero debemos saber qué diferencia hay entre un producto y otro. Mientras que la mantequilla se obtiene por el batido de la nata de la leche, siendo de origen animal, la margarina se obtiene a partir de las grasas vegetales. Si recuerdas lo que hablamos en la primera parte del manual, las grasas vegetales suelen ser líquidas a temperatura ambiente porque tienen un menor contenido de grasas saturadas. Entonces, ¿cómo la margarina puede ser untable? Porque la industria solidifica —hidrogena— sus grasas haciéndolas trans y transformándolas en saturadas. Por tanto:

✔ La mantequilla y la margarina van a tener las mismas calorías.

✔ Aunque la margarina es de origen vegetal, sus grasas han sido transformadas y saturadas.

✔ En los últimos años se ha mejorado el proceso, pero sigue siendo un ultraprocesado.

✔ La mantequilla nos aporta grasa láctea, con grasas saturadas, pero más cortas que otras grasas vegetales como el aceite de palma. De tal forma que para el organismo es más fácil utilizarlas.

✔ Elige mantequilla sin sal.

MARTA VERONA

Dicho esto, si quieres poner una grasa en una tostada de pan integral, elige el aceite de oliva virgen extra.

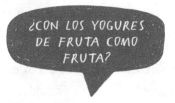

ROTUNDAMENTE NO. En estos yogures prima el azúcar por encima del contenido de frutas. Además, esta se presenta en forma de puré y supone un porcentaje mínimo del producto que estamos comiendo. Para eso te recomiendo que compres yogur natural y lo endulces directamente con fruta fresca. ¿Qué tal te suena un yogur con fresas?

ACEITES

Vamos a intentar encontrar un balance entre una grasa saludable y no dañarnos en exceso el bolsillo. En este pasillo encontramos el aceite de girasol, el aceite de oliva, el aceite de oliva virgen y el aceite de oliva virgen extra, el oro líquido.

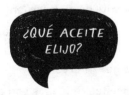

YO UTILIZO EL MISMO PARA COCINAR QUE PARA ALIÑAR MIS ENSALADAS o mojar mis tostadas integrales. Aceite de oliva virgen o virgen extra. Para saber elegir, primero debemos conocer sus diferencias:

Aceite de oliva virgen extra	✔ Cien por cien zumo de aceituna obtenido únicamente por procedimientos mecánicos. ✔ Las propiedades nutricionales de las aceitunas permanecen prácticamente intactas. Entre ellas podemos destacar la vitamina e y los polifenoles, potentes antioxidantes. ✔ Además, su grado de acidez no puede estar por encima de 0,8 grados. ✔ En su composición predominan las grasas monoinsaturadas: el ácido oleico.
Aceite de oliva virgen	✔ Cien por cien zumo de aceituna obtenido por procedimientos mecánicos. ✔ Las propiedades nutricionales de las aceitunas permanecen prácticamente intactas. Sin embargo, su grado de acidez es más alto, hasta dos grados. ✔ En su composición predominan las grasas monoinsaturadas: el ácido oleico
Aceite de oliva	✔ Se trata de una mezcla entre aceite de oliva refinado con una acidez superior a dos grados con aceite de oliva virgen. ✔ Pierde gran parte de sus antioxidantes, aunque su perfil de grasas monoinsaturadas nos sigue interesando. ✔ Los aceites refinados son aquellos que se extraen de una forma más «agresiva», utilizando temperaturas muy elevadas que van a hacer que se pierdan los polifenoles o antioxidantes del aceite.

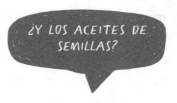

¿Y LOS ACEITES DE SEMILLAS?

EL DE SEMILLAS QUE VAS A ENCONTRAR EN EL PASILLO DE LOS ACEITES CON MÁS FACILIDAD ES EL DE GIRASOL. Estos son ricos en ácidos grasos poliinsaturados: ácido linoleico, una grasa saludable. Entonces ¿por qué elegimos el de oliva? Porque sus grasas son más resistentes a las temperaturas.

Cuando se calienta un aceite para cocinarlo y se llega al punto de humo, ese momento en el que en casa decimos «¡se me quema el aceite!», este comienza a oxidarse como consecuencia de las altas temperaturas y se generan compuestos tóxicos para el organismo. Por esto, aunque el de girasol te resulte más barato, elige el de oliva virgen. No solo porque es más resistente a las temperaturas, sino porque nos aporta un elevado contenido en antioxidantes que protege frente a enfermedades cardiovasculares o la diabetes.

El consumo de aceite en las casas es progresivo. Es una inversión a largo plazo para tu bolsillo y para tu salud.

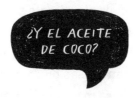

¿Y EL ACEITE DE COCO?

PARA MÍ LE TOMA LA DELANTERA EL ACEITE DE OLIVA VIRGEN. Esta duda es muy frecuente. ¿Qué pasa con el de coco? ¿Es supersaludable? ¿Es *fitness*? El aceite de coco se ha puesto de moda y tiene muchos apoyos a la vez que muchos detractores.

Cuando se idolatra un alimento no estamos haciendo las cosas bien, entramos en la masa zombi. Hay que englobar a los alimentos en el conjunto de una dieta saludable. De nada sirve decir que el aceite de coco ayuda a adelgazar si tenemos hábitos poco saludables o si comemos medio bote diario del mismo.

Para mí gana por goleada el aceite de oliva virgen extra frente al de coco. Pero este último no es tan malo como lo pintan. Solo hay que saber elegir cuándo, cuánto y cuál tomar.

✔ El aceite de coco y el aceite de oliva virgen extra son grasas vegetales. Sin embargo, en las del aceite de coco el 90 por 100 son saturadas. Por eso lo encontramos sólido a temperatura ambiente.

✔ Mientras que el aceite de oliva nos aporta principalmente grasas monoinsaturadas y esenciales, ayudando a aumentar los niveles de «colesterol bueno» o HDL, la ingesta excesiva de aceite de coco puede favorecer el aumento de «colesterol malo» o LDL; por tanto, es más cardiosaludable el de oliva frente al de coco.

✔ Algunas de sus grasas son más pequeñas de lo normal —triglicéridos de cadena media— y se absorben de forma distinta a las grasas que son más largas, se absorben de manera más rápida. Por ello su energía es muy eficiente. Para quienes deben cuidar sus depósitos energéticos —como los deportistas de élite o personas desnutridas— esta fuente energética es buena.

✔ Al igual que con el resto de las grasas vegetales, existe el aceite de coco virgen y el refinado. Escoge el virgen para asegurarte un mayor aporte de nutrientes.

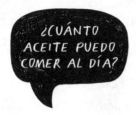

MÁS QUE CUÁNTO ES CÓMO. Lo ideal es consumir el aceite de oliva virgen extra en crudo para aprovechar al máximo sus sustancias beneficiosas para la salud. Actualmente no existe un límite definido porque es un alimento saludable, pero calcula que con cuatro o cinco cucharadas diarias tenemos cantidad suficiente para cocinar en un día.

PANES

En esta sección encontramos pan de molde, panes con semillas, pan de masa madre, pan de cinco cereales, pan integral... ¡Resolvamos la pregunta del millón!

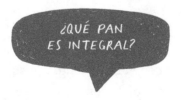

CREO QUE TODOS HEMOS SIDO ALGUNA VEZ ENGAÑADOS. Que levante la mano quien ha visto un pan más oscuro de lo normal y ha pensado que era integral o ha visto un montón de semillas encima y ha supuesto que es más sano, seguramente a todos nos ha pasado.

Esto ha sucedido porque el etiquetado del pan ha dado lugar a error en muchas ocasiones. Vaya, que hemos sido zombis sin querer. Esta gran pregunta sugiere otras más pequeñas:

1. **¿QUÉ QUIERE DECIR QUE UN PAN ES INTEGRAL?** Quiere decir que se ha realizado con harina —del cereal que sea— integral, exclusivamente con grano entero. Es decir, se ha utilizado la capa externa del cereal: el salvado, que es fuente de fibra.

2. **¿LO PUEDO VER EN EL ETIQUETADO?** Por supuesto. Como mencionamos anteriormente, la lista de ingredientes se encuentra colocada de mayor a menor cantidad de sus componentes. Por tanto, en un pan integral la harina integral debe estar situada como primer ingrediente y el porcentaje definido: cien por cien de harina integral. Asegúrate de que no se hace con mezcla de harina integral y harina refinada o mezclando harina refinada y salvado.

3. **¿UN PAN OSCURO ES UN PAN INTEGRAL?** Para nada. Los panes integrales son más oscuros porque están hechos con el grano entero, con su cubierta externa que es más oscura. Sin embargo, existen cereales oscuros que pueden estar refinados, como el centeno.

4. **¿UN PAN DE CINCO CEREALES O DE SEMILLAS ES INTEGRAL?** Tiene muchas cosas, sí, pero no fibra. Este tipo de panes tiene muchos cereales, pero pueden ser todos refinados. Lo mismo sucede con las semillas. Que tenga semillas no implica que se haya hecho con un cereal integral.

5. **¿Y EL PAN DE MASA MADRE?** Es estupendo si es integral. La masa madre favorece una fermentación más larga aportando unos aromáticos más complejos que en el pan que se hace con levadura fresca. La levadura fresca proporciona una fermentación más rápida y tiene aromas más leves.

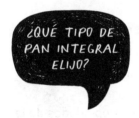

LO IDEAL ES QUE APRENDAMOS A HACER PAN CASERO o que vayamos a la panadería y compremos barras u hogazas integrales. Sin embargo, la falta de tiempo hace que compremos versiones menos saludables como el de molde.

Duda de un pan que tarde más de una semana en ponerse duro. Suelen tener aceites refinados y azúcar para aportar jugosidad. Por eso, si no tienes tiempo, compra de barra, haz rebanadas y congélalo.

ENDULZANTES

Otra pregunta muy recurrente en nuestra cabeza cuando llegamos a la zona de los endulzantes es la siguiente:

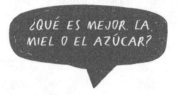

¿QUÉ ES MEJOR, LA MIEL O EL AZÚCAR?

DEPENDE DE PARA QUÉ. Tanto la miel como el azúcar son dos tipos de azúcares. Si nos referimos a:

✓ **Calorías**, ambas van a aportarnos un elevado contenido.

✓ **Micronutrientes**, mientras que el azúcar no nos aporta ninguna vitamina ni mineral, la miel sí, pero en cantidades mínimas.

Sin embargo, las propiedades de la miel no son suficientes con respecto a la cantidad de azúcar que nos aportan. Las frutas, las verduras, las legumbres y otros alimentos nos van a aportar mucha más cantidad de micronutrientes que la miel.

Otros endulzantes que están de moda son las frutas deshidratadas como los dátiles o los higos o las frutas muy maduras como el plátano.

A pesar de que estas frutas también tienen un elevado contenido en azúcar, vienen acompañadas de fibra que, junto con el tipo de azúcar que tienen, van a hacer que los niveles de azúcar en sangre se regulen mejor.

ENDUL-ZANTE	¿QUÉ ES?	KCAL EN 100G/ML	FIBRA EN 100G/ML
Azúcar blanco	Procede de la caña de azúcar o de la remolacha azucarera. Se obtiene mediante un proceso de extracción físico-químico que da lugar a la sacarosa o azúcar de mesa. No tiene fibra, vitaminas ni minerales.	Alrededor de 400	0
Azúcar moreno	Procede de la caña de azúcar también, la diferencia con respecto al blanco radica en su mínimo refinado, manteniendo las vitaminas y los minerales (micronutrientes) presentes en la caña. Su contenido en micronutrientes no merece la pena con respecto a la cantidad de azúcar que nos aporta.	Alrededor de 400	0
Panela	Procede de la caña de azúcar. La diferencia respecto al moreno radica en que no se refina, manteniendo las vitaminas y los minerales (micronutrientes) presentes en la caña. Su contenido en micronutrientes no merece la pena con respecto a la cantidad de azúcar que nos aporta.	Alrededor de 350	0
Miel	Es un alimento que elaboran las abejas a partir del néctar de las flores. Su composición es, básicamente, agua, azúcar y micronutrientes. Su contenido en estos no merece la pena con respecto a la cantidad de azúcar que nos aporta.	Alrededor de 300	0
Sirope de agave	Es la savia que se extrae de las hojas del agave, una planta en aspecto similar al aloe vera. Está formada por un 95 % de azúcar. Nos aporta mayor sensación de dulzor que el azúcar o la miel, por lo que podremos utilizar menos cantidad. Más allá de eso, no proporciona ninguna ventaja frente al resto. Su contenido en micronutrientes no merece la pena con respecto a la cantidad de azúcar que nos aporta.	Alrededor de 350	0

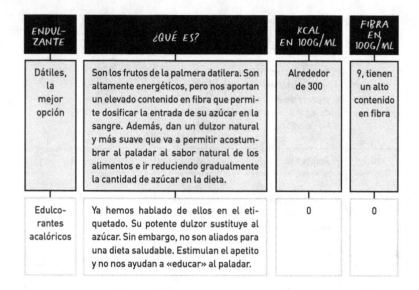

ENDUL-ZANTE	¿QUÉ ES?	KCAL EN 100G/ML	FIBRA EN 100G/ML
Dátiles, la mejor opción	Son los frutos de la palmera datilera. Son altamente energéticos, pero nos aportan un elevado contenido en fibra que permite dosificar la entrada de su azúcar en la sangre. Además, dan un dulzor natural y más suave que va a permitir acostumbrar al paladar al sabor natural de los alimentos e ir reduciendo gradualmente la cantidad de azúcar en la dieta.	Alrededor de 300	9, tienen un alto contenido en fibra
Edulcorantes acalóricos	Ya hemos hablado de ellos en el etiquetado. Su potente dulzor sustituye al azúcar. Sin embargo, no son aliados para una dieta saludable. Estimulan el apetito y no nos ayudan a «educar» al paladar.	0	0

¿Y el bolsillo? Comprar dátiles es una forma cara de endulzar nuestros platos. Pero que el azúcar blanco sea un endulzante barato no es un argumento suficiente para comprarlo. Por eso te propongo que disminuyas poco a poco la cantidad de azúcar de tu dieta para que no tengas que comprar tantos dátiles o que reduzcas el uso de azúcar en tu cocina con otros recursos que te enseñaré más adelante.

BOLLERÍA, CEREALES, GALLETAS Y CHOCOLATE

Por mucha motivación en ser saludables que tengamos, la fuerza de voluntad puede flaquear en este pasillo. Además, los mensajes relativos a las declaraciones nutricionales nos bombardean en esta sección porque son los mensajes a los que se aferra esta industria para fomentar las ventas y, a veces, consiguen despertar nuestro lado más zombi.

Ser saludable no es sinónimo de no comer ningún dulce más de por vida. ¡Para nada! Si te apetece un dulce de vez en cuando, adelante, disfrútalo. Si la dieta saludable es placentera, no la sentirás como restrictiva y la adherencia a comer bien se prolongará indefinidamente en el tiempo.

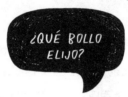

¿QUÉ BOLLO ELIJO?

EL QUE COCINES TÚ. Si quieres un dulce, que sea casero. Esa es mi recomendación. Seguirá siendo una bomba de calorías, pero como hemos aprendido anteriormente, lo importante es el origen de las calorías. Si eliges tú los ingredientes, podrás ver qué lleva el dulce y así mejorar su composición.

Con respecto a los reclamos de «digestive», «fitness», «sin azúcares añadidos», «fuente de fibra» o «fuente de minerales» son herramientas de *marketing* zombi que nos despistan de otros componentes que no son saludables. ¿Y si quiero comer una galleta? Adelante. Lo importante es que seas consciente de que no es una galleta saludable por muchos mensajes de publicidad que leas. Estamos comiendo una galleta porque nos apetece y, si el conjunto de la dieta es saludable, su consumo es puntual y no está desplazando a otros alimentos saludables, no pasa nada.

La bollería industrial esta colmada de conservantes, grasas trans y azúcares, lo mismo sucede con la mayoría de los cereales de desayuno. Si te gusta acompañar el tazón de leche o el café con cereales, se puede hacer de forma saludable: con copos de avena al natural. Luego te enseño una receta de cereales caseros llenos de sabor para que tus desayunos sigan siendo igual de chic que los *fitness*.

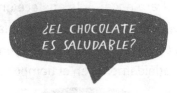

¿EL CHOCOLATE ES SALUDABLE?

EL CHOCOLATE. NO; EL CACAO. SÍ. Por tanto, debes intentar elegir el chocolate que más porcentaje de cacao tenga.

Hasta ahora se decía que el chocolate negro era saludable, pero hay tantas escalas de negros como ganas de comer chocolate. Por ello, cómpralo por encima del 70 por 100 de cacao y, si aguantas el amargor, lo ideal es que compres a partir del 80 por 100.

	¿QUÉ ES?	COMPOSICIÓN
Chololate negro 70% (y más)	Cacao + Manteca de cacao + Azúcar	A mayor porcentaje de cacao, menor porcentaje de azúcar.
Chocolate con leche	Cacao + Manteca de cacao + Azúcar + Leche en polvo	A menor porcentaje de cacao, mayor porcentaje de azúcar.
Chololate blanco	Manteca de cacao + Azúcar + Leche en polvo	Elevado porcentaje de azúcar.

CONSERVAS Y CONGELADOS

Si eliges bien, tanto las conservas como los congelados pueden ser grandes aliados para asegurarte una dieta completa y saludable. Si no tienes tiempo, pero quieres comer sano, está fenomenal tener a mano en la despensa un bote de legumbres, verduras o una conserva de pescado. Si no has podido comprar frutas o verduras, es genial abrir el congelador y encontrarlas congeladas. ¡Eso sí! Estas conservas no pueden sustituir los alimentos frescos todos los días.

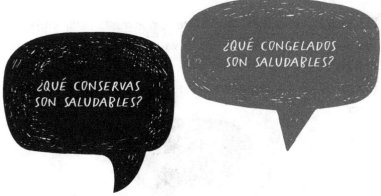

EN AMBOS CASOS ELIGE LOS QUE ESTÉN MÍNIMAMENTE PROCESADOS. Es decir, aquellos que solo se hayan cortado, troceado o cocido.

¿En aceite o al natural? Prioriza las conservas al natural, ya sean de legumbres, verduras o pescado. Estas solo van a tener agua, sal y algún conservante. No te preocupes por la sal ni por el conservante, escúrrelas muy bien antes de comerlas.

¿Qué tipo de aceite? Si eliges una conserva en aceite, ya hemos aprendido antes cuál elegir. Prima el de oliva virgen extra, aunque sea más caro; realmente no lo es porque puedes aprovechar este aceite para aliñar una ensalada o para saltear las verduras en la sartén.

Las conservas de pescado, en aceite de oliva virgen. Además, si eliges de pescado azul, fuente de omega 3, es preferible que la conserva sea en aceite de oliva para tener un buen equilibrio entre omega 3 y omega 6.

SNACKS

Los *snacks* son esos alimentos que nos gusta picar entre horas para matar el gusanillo y avivar nuestro zombi. Todos tenemos gusanillo, pero podemos adelantarnos a él eligiendo tener cosas saludables en nuestra cocina para cuando aparezca.

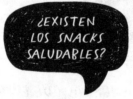

¿EXISTEN LOS SNACKS SALUDABLES?

¡CLARO QUE SÍ! Los encurtidos, los frutos secos al natural son estupendos como *snacks* saludables. También entran en este grupo las famosas bolsitas de fruta deshidratada. En todos estos casos, hablamos de alimentos mínimamente procesados.

En esta sección, aléjate de los fritos; van a tener harinas refinadas, muchos conservantes y grasas vegetales refinadas.

CARNICERÍA Y PESCADERÍA

Como hemos aprendido, las grasas de origen animal tienen un elevado porcentaje de grasas saturadas.

¿TODAS LAS CARNES TIENEN LA MISMA CANTIDAD DE GRASA?

LA RESPUESTA ES NO. Según el corte o pieza de carne que escojas tendrá más o menos grasa. Cuanto más fresca y menos grasa tenga una carne, más saludable será. ¿Cuanto más fresca más saludable? Efectivamente. Aléjate de la carne procesada; es decir, de cualquier tipo que haya sido transformada con salazón, curado, fermentación, ahumado u otros procesos para mejorar el sabor y preservar el alimento. Algunos ejemplos son beicon, salchichas, hamburguesas y los embutidos. Estas carnes, además de grasas saturadas, tienen conservantes que son perjudiciales para nuestra salud.

¿Qué es una carne magra? Si quieres comer carne, lo ideal es que, además de ser fresca, sea magra. Es decir, aquella que tenga menos de un 10 por 100 de grasa. Si compras la carne envasada, podrás verlo en el etiquetado. Sin embargo, si hablas directamente con el carnicero no sabrás cuánta grasa tiene cada pieza. Por eso, te indico cuáles son las de carne magra de los siguientes animales:

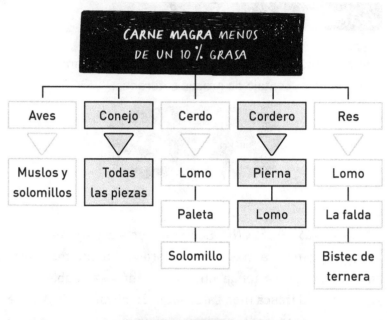

CARNE MAGRA MENOS DE UN 10 % GRASA

Aves	Conejo	Cerdo	Cordero	Res
Muslos y solomillos	Todas las piezas	Lomo	Pierna	Lomo
		Paleta	Lomo	La falda
		Solomillo		Bistec de ternera

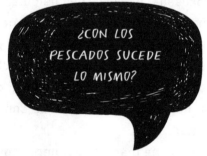

¿CON LOS PESCADOS SUCEDE LO MISMO?

¡POR SUPUESTO QUE NO! La que tienen los pescados es una grasa saludable, el omega 3. Es una poliinsaturada esencial. Reduce los niveles de «colesterol malo» o LDL y es antiinflamatorio. Según la cantidad de grasa que aporten, los pescados se dividen en tres grandes grupos:

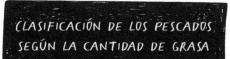

CLASIFICACIÓN DE LOS PESCADOS SEGÚN LA CANTIDAD DE GRASA

Pescados azules: +5% de grasa infiltrada en el músculo	Pescados blancos, -3% grasa infiltrada en el músculo	Pescados semigrasos, 3-5% grasa infiltrada en el músculo
Atún, sardina, caballa, bonito, anchoa, salmón, arenque, tiburón anguila, trucha, lucio, rodaballo, jurel	Abadejo, besugo, bacalao, gallo, lenguado, merluza, mero, rape, raya	Lubina, dorada, corvina, pez limón

¿EL PESCADO AZUL CONTIENE METALES PESADOS?

SÍ PUEDEN ACUMULAR METALES PESADOS. Por tanto, aquellos pescados azules grandes que se comen a los más pequeños bioacumulan el mercurio que tenían estos. Es por ello que, según la posición en la cadena trófica de los pescados azules, encontraremos mayor o menor acumulación de metales pesados. Traducido a nosotros los consumidores, los pescados azules que más mercurio acumulan son los depredadores de gran tamaño y más longevos: pez espada, tiburón, atún rojo o lucio. Por eso, elige consumir los azules más pequeños como la sardina, el boquerón, la trucha, el jurel o la caballa, entre otros.

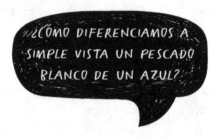

¿CÓMO DIFERENCIAMOS A SIMPLE VISTA UN PESCADO BLANCO DE UN AZUL?

Como no vas a ir con la lista aprendida al súper, te cuento varios trucos para diferenciar ambos tipos.

Cuando estés esperando el turno en la pescadería, fíjate en:

✔ **LA ALETA CAUDAL**, popularmente conocida como cola del pez. Por lo general, si tiene forma de uve, es un pescado azul; si tiene forma plana, es un pescado blanco.

✔ **EL COLOR**, los pescados azules suelen tener una tonalidad plateada azulada.
Cuando el pescadero limpie el pescado o cuando lo cortes tú en casa, fíjate en el color de la carne.

✔ **EL PESCADO AZUL** realiza largos desplazamientos, de ahí que su cola tenga forma de uve o flecha. Su músculo es rojo porque utiliza la grasa como combustible.

✔ **EL PESCADO BLANCO** nada poco, pero se mueve rápido para escapar de los depredadores. Su músculo es blanco porque utiliza los azúcares como combustible.

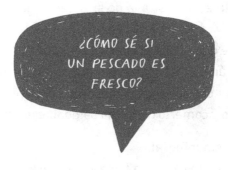

¿CÓMO SÉ SI UN PESCADO ES FRESCO?

¡Me encanta esta pregunta! Para que comer saludable resulte atractivo y fácil es básico CONTAR CON UNA BUENA MATERIA PRIMA, FRESCA Y DE CALIDAD. Para identificar un pescado fresco tienes que tener en cuenta:

✔ La piel, tersa y brillante.
✔ El mucus (gel que tiene por encima), brillante y transparente.
✔ Los ojos, brillantes.
✔ El olor, fresco a mar.

PASTAS Y LEGUMBRES EN SECO

La pregunta que nos hacemos todos cada vez que queremos comer pasta carbonara o con tomate es:

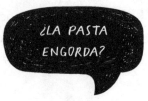

¿LA PASTA ENGORDA?

Esta pregunta es similar a la de si el pan engorda. **TANTO EL PAN COMO LA PASTA ENGORDAN SI SE COMEN EN EXCESO.** Asegúrate de que ocupe el cuarto de tu plato o, si quieres que sea un plato único, no te pases de cantidad. Con un plato hondo raso de pasta cocida tendrás más que suficiente y, si quieres verte saciado y comerlo de forma saludable, es muy sencillo:

✔ Elige pasta integral.
✔ Elige una guarnición a base de verduras.
✔ Haz tu salsa casera

¡Todos estos *tips* de cocina te los enseñaré más adelante, en el capítulo 13!

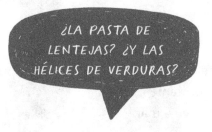

¿LA PASTA DE LENTEJAS? ¿Y LAS HÉLICES DE VERDURAS?

Por si no sabes de qué te hablo, ahora se han puesto de moda las pastas de legumbres. Son saludables —mira el etiquetado—. Por lo general, están formadas 100 por 100 por harina de la legumbre que sea. Sin embargo, perdemos parte de la matriz alimentaria en el camino. Podemos comerla de vez en cuando, pero no puede sustituir a las legumbres de toda la vida.

Con respecto a las hélices de pasta de «verduras» sucede algo parecido a los yogures de frutas. Muchas veces tenemos un porcentaje muy bajo de verduras. Mira el etiquetado como hemos aprendido y ¡escoge bien!

HUEVOS

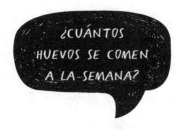

¡Buenas noticias! PUEDES COMER UN HUEVO AL DÍA. ¡INCLUSO DOS! Los huevos son un alimento muy saciante y saludable. Nos aportan proteína de alto valor biológico; es decir, todos los ladrillos de aminoácidos para construir una pared completa de proteína.

Estarás pensando en que la yema tiene mucha grasa. La yema tiene grasa, pero no solo eso. Al igual que la clara, tiene un elevado contenido en proteínas y es el vehículo de vitaminas liposolubles como la A, D y E. Además, su grasa es más saludable que la de otros alimentos a los que puede sustituir el huevo si lo comes todos los días.

Me explico. Si por las mañanas tomo una tostada integral con embutido y sustituyo este por un revuelto o un huevo a la plancha, será un cambio rico y saludable. Lo mismo sucede con un bocata de salchichón o un bocata de tortilla.

En cuanto al colesterol de la yema del huevo, hace años que se desmintió aquello de que los huevos subían el colesterol. El cuerpo puede absorber un tope de 300 miligramos diarios de colesterol. A partir de aquí, el resto se irá por donde ha venido.

Por otro lado, es muy importante elegir la forma correcta de cocinar el huevo. Evita el frito y prioriza otras formas de cocción más saludables que te enseñaré en el capítulo 12.

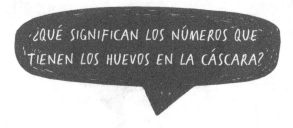

¿QUÉ SIGNIFICAN LOS NÚMEROS QUE TIENEN LOS HUEVOS EN LA CÁSCARA?

Esos números son su trazabilidad. Es decir, describen de qué granja proviene el huevo y cuáles han sido sus condiciones de cría.

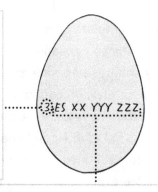

FÍJATE EN EL PRIMER NÚMERO

Va a indicar el sistema de producción del huevo y la cría de las gallinas:

0 Huevo ecológico
1 Huevo de gallinas camperas
2 Huevo de gallinas criadas en el suelo (dentro de una nave)
3 Huevo de gallinas criadas en jaula

3 ES XX YYY ZZZ

El resto de los dígitos informan sobre el estado de la Unión Europea, la provincia, el municipio donde se encuentra la granja, así como el código que identifica a esta.

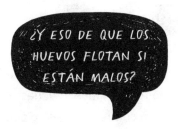

¿Y ESO DE QUE LOS HUEVOS FLOTAN SI ESTÁN MALOS?

¡Truco casero donde los haya! Si has perdido la caja de los huevos o no ves la fecha de caducidad en la cáscara, esta prueba puede servirte de ayuda:

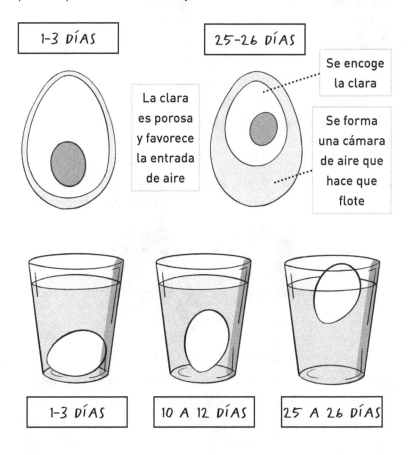

1-3 DÍAS

25-26 DÍAS

Se encoge la clara

La clara es porosa y favorece la entrada de aire

Se forma una cámara de aire que hace que flote

1-3 DÍAS

10 A 12 DÍAS

25 A 26 DÍAS

FRUTAS Y VERDURAS

¡Por fin llegamos a mi grupo favorito! No sé en qué parte de España vives o si resides fuera de ella, pero la fruta y la verdura no cuesta igual en todos los sitios. Muchas veces creemos que comer saludable va en contra de nuestro bolsillo y no es así.

Cuidar el bolsillo encontrando un balance entre la salud, la calidad de los alimentos y la sostenibilidad, en cuanto a frutas y verduras se refiere, es posible. Solo hay que conocer las hortalizas que son de temporada para:

✔ Estimular la producción local y el consumo de productos kilómetro cero.
✔ Consumir las hortalizas en su momento óptimo de consumo consiguiendo su mejor sabor.
✔ Ahorrar dinero.

La pregunta es fácil en esta sección porque no tenemos dudas de si una verdura es saludable o no. Todas las hortalizas lo son, solo tenemos que responder a esta pregunta:

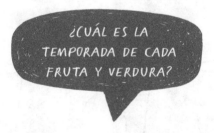

¿CUÁL ES LA TEMPORADA DE CADA FRUTA Y VERDURA?

Te he preparado dos fichas con las hortalizas de temporada que normalmente se encuentran en el supermercado. Busca la hortaliza que quieras comprar y comprueba buscando el mes en el que te encuentras si está en su mejor momento de consumo:

FRUTA	ENE	FEB	MAR	ABR	MAY	JUN	JUL	AGO	SEP	OCT	NOV	DIC
Aguacate						✓	✓	✓	✓	✓		
Albaricoque					✓	✓	✓	✓				
Brevas						✓	✓					
Caqui										✓	✓	✓
Cereza					✓	✓	✓					
Ciruela						✓	✓	✓				
Chirimoya										✓	✓	✓
Frambuesa						✓	✓	✓				
Fresa		✓	✓	✓	✓							
Granada									✓	✓	✓	
Higo							✓	✓	✓			
Kiwi	✓	✓	✓							✓	✓	✓
Limón	✓	✓	✓	✓	✓						✓	✓
Mandarina	✓	✓	✓								✓	✓
Mango								✓	✓	✓	✓	
Manzana	✓							✓	✓	✓	✓	✓
Melocotón					✓	✓	✓	✓	✓			
Melón						✓	✓	✓	✓			
Membrillo									✓	✓		
Naranja	✓	✓	✓	✓							✓	✓
Nectarina					✓	✓	✓	✓	✓			
Níspero				✓	✓							
Paraguaya						✓	✓					
Pera							✓	✓	✓	✓	✓	
Plátano	✓	✓	✓	✓	✓	✓	✓	✓	✓	✓	✓	✓
Pomelo	✓	✓	✓	✓								✓
Sandía						✓	✓	✓				
Uva									✓	✓	✓	✓

FRUTA	ENE	FEB	MAR	ABR	MAY	JUN	JUL	AGO	SEP	OCT	NOV	DIC
Acelga	✓	✓	✓	✓						✓	✓	✓
Ajo	✓	✓	✓	✓	✓	✓	✓	✓	✓	✓	✓	✓
Alcachofa	✓	✓	✓								✓	✓
Apio	✓	✓	✓								✓	✓
Berenjena	✓	✓	✓	✓						✓	✓	✓
Brócoli	✓	✓	✓	✓							✓	✓
Calabacín	✓	✓	✓	✓	✓	✓	✓	✓			✓	✓
Calabaza				✓	✓	✓	✓	✓	✓	✓		
Cardo	✓										✓	✓
Cebolla				✓	✓	✓	✓	✓	✓			
Col lombarda	✓	✓	✓								✓	✓
Coliflor	✓	✓	✓	✓	✓						✓	✓
Endibia	✓	✓	✓							✓	✓	✓
Escarola	✓	✓									✓	✓
Espárr. verde				✓	✓	✓						
Espinaca	✓	✓	✓	✓	✓				✓	✓	✓	✓
Guisante	✓	✓	✓								✓	✓
Haba	✓	✓	✓									
Judía verde	✓	✓	✓	✓	✓	✓	✓				✓	✓
Lechuga	✓	✓	✓	✓	✓	✓	✓	✓	✓	✓	✓	✓
Nabo				✓	✓	✓	✓	✓	✓	✓	✓	✓
Pepino				✓	✓	✓	✓	✓	✓			
Pimiento	✓	✓	✓	✓	✓	✓				✓	✓	✓
Puerro	✓	✓	✓	✓					✓	✓	✓	✓
Rábano	✓	✓	✓	✓	✓	✓	✓	✓	✓	✓	✓	✓
Remolacha	✓	✓	✓	✓	✓	✓	✓	✓	✓	✓	✓	✓
Repollo	✓	✓	✓	✓	✓				✓	✓	✓	✓
Tomate	✓	✓	✓	✓	✓	✓				✓	✓	✓
Zanahoria				✓	✓	✓	✓	✓	✓	✓	✓	✓

MARTA VERONA

CAPÍTULO 12

APRENDE A COCINAR SALUDABLE

Dicen que los últimos serán los primeros y, cómo no, se tenía que cumplir en este libro. El último punto que vamos a tratar es el más importante de todos: disfrutar de la comida es la clave de tener una vida saludable y sentirnos más vivos que nunca.

Comer es un placer. Y comer saludable, también. La palabra «dieta» tiene un uso erróneo. Una dieta es un patrón de consumo, sin ser necesariamente una hoja con pautas de alimentación que se basan en alimentos hervidos. Resetea esta palabra de tu cerebro y dale un carácter positivo. **Una dieta saludable no es una dieta restrictiva, monótona, insípida o zombi.** Una dieta saludable es una dieta completa, integrada en su mayoría por frutas, verduras, legumbres, frutos secos y cereales integrales que debe ser fácil de seguir. Si conseguimos cocinar ricos los alimentos saludables, comerlos será un placer y no un esfuerzo.

Para empezar a comer tenemos que tener ganas. El inicio de la ingesta de alimentos se regula por dos sistemas:

1. ¡NO LO CONTROLO! SISTEMA HORMONAL. En este sistema entran en juego las hormonas, sustancias químicas que genera el organismo y que van a darnos sensación de hambre o de saciedad, porque van a enviar señales al cerebro. Aquí poco tenemos que hacer nosotros, más que descansar lo suficiente y cuidar al cuerpo para que funcione de forma correcta.

2. ¡LO CONTROLO! SISTEMA DE RECOMPENSA. En este sistema entran en juego los alimentos que escogemos. Cuando comemos alimentos con mucha densidad energética y llenos de sabor, se activan regiones del cerebro asociadas a la recompensa. En este caso, no comemos por hambre, sino por puro placer. Y aquí el papel fundamental del cocinado. Tenemos que conseguir que comer alimentos saludables nos genere placer.

TÉCNICAS DE COCCIÓN

La cocina saludable es aquella que utiliza los métodos culinarios adecuados para retener y potenciar al máximo el sabor de los alimentos, así como sus nutrientes, evitando utilizar grasa y sal en exceso.

Se puede conseguir una elaboración llena de sabor usando un método de cocina más saludable que otro. Simplemente tenemos que saber cuál elegir. En este esquema tienes las distintas técnicas de cocinado, diferenciadas por el medio en el que se cocinan.

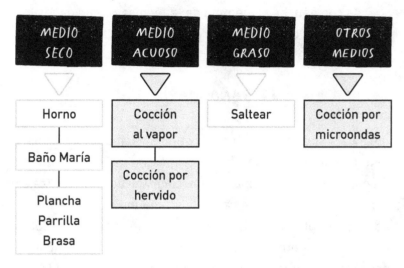

HORNO

Ideal para cocinar:

1. TERNERA. CERDO. CORDERO. CONEJO. AVES. PESCADOS. En el caso de los pescados blancos, con menor contenido en grasa que los azules, podrán acompañarse de un marinado.

2. LAS HORTALIZAS CON PIEL COMO LOS TUBÉRCULOS —la patata y el boniato— y otras como la berenjena, el pimiento, la cebolla, el puerro o la calabaza. Su piel hace de barrera para que el agua que

contienen no pueda evaporarse del todo y sirva para cocerse por dentro con su propio agua. Si se pelan, es necesario aportar humedad para que no se sequen y se cocinen, es el ejemplo de la técnica de cocinado al papillote, que desarrollaremos más adelante.

❧ BAÑO MARÍA ❧

Ideal para cocinar alimentos que tienen facilidad de quemarse o cuajarse con el aumento brusco de las temperaturas. En esta técnica de cocina, la superficie del alimento entra en contacto con el foco de calor de forma indirecta. Para ello, se dispone un cazo con agua y se lleva a ebullición. Sobre este se coloca otro cazo que se calentará gracias al vapor de agua de la olla de debajo. Se sube la temperatura de forma gradual. Esto lo hace perfecto para controlar la temperatura.

1. CREMAS A BASE DE HUEVO, si has intentado hacer una crema pastelera, sabes de lo que te hablo. Tenemos que tener todo el cuidado del mundo para que no se nos cuaje el huevo y se corte. Es por eso por lo que en las recetas leemos «cocinar al baño maría», para controlar la temperatura y que esto no suceda.

2. FUNDIR CHOCOLATE. El chocolate se quema enseguida. Por eso en las recetas en las que se necesita fundirlo nos dicen que lo hagamos en el microondas a intervalos cortos de tiempo o al baño maría.

~✻ PLANCHA, PARRILLA O BRASA ✻~

Ideal para cocinar:

1. **HORTALIZAS**. Son alimentos con un elevado contenido de agua que, al aumentar su temperatura interna, se cocinan y reblandecen por dentro. Lo ideal es comenzar cocinando a fuego fuerte para sellar las paredes de las hortalizas y bajar el fuego para asegurar un cocinado lento en su interior y una menor pérdida de sus nutrientes y un aumento de su digestibilidad.

2. **CARNES**. Se carameliza su superficie, quedando jugoso el centro, y aumenta su digestibilidad en gran medida.

3. **PESCADOS AZULES**. Su elevado contenido en grasa permite que se selle bien su superficie y no se pegue a la plancha. En el caso de los pescados blancos, lo ideal es pintar la superficie de la parrilla con aceite de oliva virgen extra para conseguir un efecto similar.

4. **HUEVOS**. Sí, como lo oyes. El huevo a la plancha queda estupendo. La sartén antiadherente es nuestra aliada. Puedes pintar la base de la sartén con un poquito de aceite de oliva virgen y cocinar a fuego medio el huevo. Quedará estupendo. Para dar el toque perfecto, cuando se haya cuajado la clara, tapa la sartén durante uno o dos minutos. El vapor de agua terminará de cocinar la yema, haciéndose al vapor como la técnica de cocina que te enseño a continuación.

∼✦ HERVIDO O AL VAPOR ✦∼

En la cocción por hervido los alimentos se sumergen directamente en el agua, mientras que en la del vapor, como su nombre indica, el vapor es el foco que aporta el calor. Por tanto, la temperatura alcanzada en ambos casos será de 100 ºC, lo que nos permitirá no utilizar una cocción muy agresiva. Esto es estupendo porque reduciremos las pérdidas de vitaminas por el calor.

Al hervir se pierden vitaminas y minerales en el líquido de la cocción. Al vapor, al no tener un líquido en el que se sumerja el alimento, se van a reducir las pérdidas de vitaminas y minerales por lixiviación —en el líquido de cocción—. Además, no añadiremos grasa de más en las elaboraciones y la que incorporemos será en crudo, y, qué quieres que te diga, ¡no hay nada más rico que el aceite de oliva virgen extra —ni más antioxidante, dicho sea de paso—!

Por todo esto verás que la cocina al vapor es de uso preferente para hortalizas, y seguro que si has hecho dieta alguna vez, es la protagonista de todos los platos. Además, es un recurso para potenciar el sabor natural de los alimentos, ya que estos se hacen en su propio jugo y abren la puerta a un sinfín de elaboraciones con un mismo producto.

1. **HORTALIZAS.** Los resultados de la cocción al vapor son muy similares al hervido: una textura suave y homogénea. Sin embargo, conservamos más vitaminas y minerales porque no se van al líquido de cocción. Es importante hacerlas con cortes regulares y no muy grandes para que se cocinen de forma rápida y uniforme.

2. **CEREALES RICOS EN ALMIDÓN,** como el arroz. La combinación del agua y de las temperaturas elevadas hacen que el almidón se reblandezca. Por eso los japoneses cocinan al vapor el arroz del sushi o las empanadillas de arroz en las famosas vaporeras de bambú.

SALTEADO

¡Aquí utilizamos el aceite! Eso sí, no cubre al alimento. Gracias a la presencia de grasa se alcanzan temperaturas muy elevadas, por lo que es un método de cocción agresivo. Se va a formar una costra externa en los alimentos, haciendo que se sellen por fuera. De esta forma se queda contenida el agua interna del alimento. Esto va a aportar jugosidad y mucho sabor.

1. **PESCADOS, CARNES Y HORTALIZAS, EXCEPTO LOS TUBÉRCULOS.** Es importante utilizar una grasa de calidad para cocinar. ¡El aceite de oliva virgen por excelencia!

MICROONDAS

¡Me encanta la cocina al microondas! A diferencia del resto de técnicas, el alimento se calienta de dentro hacia fuera y no al revés. Esto se debe a que el calor se produce por el movimiento de ondas microondas.

1. **HORTALIZAS, INCLUIDOS LOS TUBÉRCULOS.** Debido a su contenido de agua, estos se hacen en su propio jugo al vapor, conservando su jugosidad y sabor.

CAPÍTULO 13

REFORMULACIÓN DE RECETAS

La reformulación de recetas saludables consiste en rediseñar elaboraciones ya existentes con el objetivo de hacerlas más sanas, mejorando sus ingredientes, sustituyéndolos o quitando alguno de ellos.

Asociamos la ingesta de verduras, cereales integrales o legumbres a platos monótonos y no concebimos la repostería sin azúcar. El placer y la salud se dan de la mano con la reformulación de recetas.

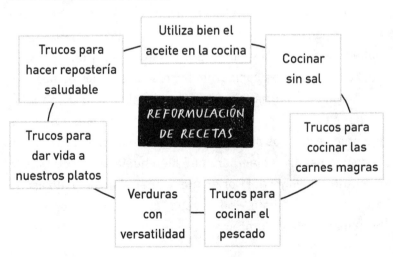

Esta herramienta nos permite reducir el uso de grasas saturadas, azúcares libres y sal, entre otros, a la par que aumentamos el sabor de los platos con trucos sencillos que podemos llevar a cabo en todas las cocinas.

⚓ UTILIZA BIEN EL ACEITE EN LA COCINA 🐟

El uso de grasa es fundamental para que las elaboraciones sean sabrosas y no sentir que tenemos las papilas gustativas de un zombi. Por ello, eliminarla dificulta que sigamos una dieta saludable. ¡Con el aceite de oliva virgen extra tan rico que tenemos en España!

La grasa es un vehículo del sabor, su densidad permite que se impregne en las paredes de los alimentos y que se cocinen de forma homogénea. Además, a diferencia de las técnicas de cocina donde la protagonista es el agua, el aceite permite el aumento de la temperatura por encima de los 100 °C.

¿Qué sucede cuando alcanzamos temperaturas muy elevadas en la cocina? Conseguimos tostar los alimentos, obteniendo un sabor pleno e intenso. Seguro que has escuchado a muchos cocineros decir: «Mirad qué tostadas se quedan las verduras, esta es la base del sabor». Ese tostado tiene un nombre: reacción de Maillard. Te muestro varios ejemplos prácticos para que asocies la teoría a la práctica en la cocina del día a día: ¡pero qué bien huele el pan cuando lo metemos en el horno! Por no mencionar el de un pollo asado o el tostado del café. Todos estos alimentos se componen principalmente de proteínas, contienen también hidratos de carbono y se cocinan en un medio sin agua y con temperaturas elevadas. La suma de esos factores hace que al pan se le forme esa costra tostada que huele tan bien, que al pollo se le quede la piel crujiente y dorada o que el café se vuelva marrón y desprenda ese aroma que le hace único, aquí están materializadas las reacciones de Maillard.

Sabiendo que la grasa es necesaria para elaborar muchas recetas, vamos a aprender tres trucos para que su uso sea más saludable: utilizar la grasa adecuada, utilizar la temperatura adecuada y la mejor técnica de cocinado, y utilizar la cantidad justa y necesaria.

1. **UTILIZA LA GRASA ADECUADA.** Prioriza el uso de aceite de oliva virgen. Como explicamos en el pasillo de los aceites del súper, la grasa que mejor aguanta las temperaturas es el aceite de oliva por su composición. Además, el de oliva virgen está cargado de antioxidantes saludables.

2. **UTILIZA LA TEMPERATURA ADECUADA Y LA MEJOR TÉCNICA DE COCINADO.** Intenta que el aceite no humee porque significará que se están generando compuestos tóxicos. ¿Sabes lo que es ese humo? ¡Vamos con un ejemplo práctico! Imagina que vamos a cocinar unas patatas fritas y necesitamos que el aceite esté muy fuerte, así que lo ponemos al máximo mientras pelamos y cortamos las patatas. Sin embargo, nos alargamos más de la cuenta preparándolas y empieza a oler mal: el aceite está

humeando. Pues bien, ese humo se está generando por el exceso de temperatura y está haciendo que haya pérdidas de ácidos grasos.

Si usas aceite de oliva virgen, tardará más tiempo en humear que uno de semillas. Sin embargo, si en casa solo tienes el de semillas o alimentos que tienen ya su propia grasa, como el pescado azul, es importante saber qué tipo de plato puedes cocinar con cada clase de aceite para que siga siendo saludable.

3. UTILIZA LA CANTIDAD JUSTA Y NECESARIA.
Para no pasarte con el aceite en la cocina, te propongo varios *tips*:

✔ Échalo en la sartén cuando esta esté caliente. El aceite se vuelve más fluido con el calor. Por eso, cuando se pone en la sartén fría, creemos que hemos puesto una buena cantidad y, en cuanto se calienta, se esparce con facilidad ¡e incluso nos sobra!

✔ Si vas a saltear, hazlo a fuego fuerte. De esta forma se sellarán enseguida las paredes del alimento y este no absorberá tanto aceite. Todo lo contrario sucede cuando confitamos. En este caso la temperatura del aceite es muy baja y penetra en el interior del alimento, actuando como una esponja. Si sellas las paredes, tienes una barrera natural para que no se llene de grasa. ¡Y cómo no!, utiliza papel absorbente para retirar el exceso.

✓ Si vas a cocinar piezas enteras —de carne, ave o pescado—, pinta con aceite sobre ellas y cubre su superficie. De esta forma no se perderá aceite en la sartén o en la bandeja de horno y no se usará grasa en exceso. Además, puedes marinarlas previamente con aceite y otros ingredientes y emplear la grasa del marinado para cocinar.

✎ COCINAR SIN SAL ❧

Cocinar con exceso de sal es un común denominador en muchas culturas y puede ser motivo de hipertensión. Por ello, la cocina baja en sal es un objetivo de salud. Sin embargo, realizar esta práctica sin utilizar otras alternativas con mucha potencia de sabor ha hecho que se gane la fama de ser comida insípida.

Me encanta el mundo de la gastronomía porque tiene herramientas para llenar nuestros platos de salud y hedonismo.

Quita sal y pon:

1. **CÍTRICOS.** Los cítricos colman de aroma nuestros platos. Además, su sabor ácido despista al paladar, ayudando a reducir el consumo de sal. Puedes utilizar la ralladura de los cítricos para aliñar una ensalada en lugar de añadir sal o usar el zumo ácido de una lima para hacer una salsa.

2. **ESPECIAS Y HIERBAS AROMÁTICAS.** ¿Sabías que no es lo mismo especia que hierba aromática?

✔ Las especias provienen de semillas, cortezas o tallos como la canela y el jengibre.

✔ Las hierbas aromáticas provienen de las hojas de las plantas: la hierbabuena, la albahaca o el orégano.

✔ Las aromáticas son potenciadoras de sabor por excelencia. Además de emplear las clásicas —curry, menta, albahaca, comino, tomillo, romero, eneldo, etc.—, existen otras que pueden llenar tu plato de sabores exóticos como la salvia, con aromas dulces. ¡Deja salir tu creatividad y experimenta con las aromáticas!

✔ Aquí tienes un listado para que la creatividad en la cocina no tenga límites, porque una misma elaboración puede ser tan camaleónica como aromáticas lleve:

Eneldo	Albahaca
Perejil	Hinojo
Orégano	Menta
Laurel	Romero
Ajo	Tomillo
Mostaza	Anís
Sésamo	Cilantro
Azafrán	Haba tonka
Comino	

Brotes. Cada vez están más de moda los brotes en la cocina. Aunque su utilización es más estética a la hora de emplatar, no dejan de ser un recurso para llenar de sabor los platos. También puedes usar hierbas aromáticas frescas para decorar como la albahaca.

Vinagretas. Continuando con los sabores ácidos que estimulan el paladar, realizar vinagretas con pulpas de frutas ácidas como el maracuyá y las grosellas o con elementos como el ajo o la cebolla son un gran acompañamiento para hacer sabrosas las elaboraciones.

Marinados. Macerar materias primas en crudo con los recursos mencionados —vinagretas, especias y condimentos— para impregnarlas en su totalidad con estos sabores es una gran herramienta para reducir el uso de sal.

4. COMBINA ALIMENTOS. ¿Has oído hablar del *foodpairing*? La traducción literal significa 'maridaje de alimentos', porque los alimentos no solo maridan con vinos, también entre ellos.

La combinación de alimentos y de sabores hace las elaboraciones más atractivas, estimulando el apetito. La herramienta del *foodpairing* nos muestra qué alimentos casan bien entre ellos, por muy distintos que sean, basándose en sus moléculas aromáticas, aumentando así la variedad de sabores y texturas como distracción para la reducción del uso de sal. ¿Sabías que la guayaba y las ostras combinan a la perfección? ¿Y las fresas y el vinagre? Te animo a que aliñes tu ensalada con una vinagreta a base de vinagre de Módena y este fruto rojo, ¡verás qué rico!

5. **CONCENTRA EL SABOR.** Y hazlo cocinando los alimentos en su propio jugo. Haz al vapor las hortalizas para que no pierdan el sabor y el color en el líquido de la cocción o saltéalas para que se cocinen con su jugo interior. Un salmón en papillote es un buen ejemplo en el que se combina la técnica de cocción al vapor en papillote con el uso de cítricos y condimentos para potenciar el sabor.

～✄ CARNES MAGRAS, PERO JUGOSAS ✄～

Como aprendimos en el apartado de las carnes del súper, las magras son aquellas que tienen menos de un 10 por 100 de grasa.

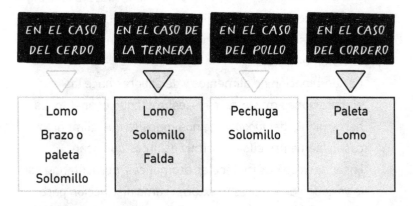

EN EL CASO DEL CERDO	EN EL CASO DE LA TERNERA	EN EL CASO DEL POLLO	EN EL CASO DEL CORDERO
Lomo	Lomo	Pechuga	Paleta
Brazo o paleta	Solomillo	Solomillo	Lomo
Solomillo	Falda		

La grasa aporta jugosidad, por tanto, en estos cortes magros las carnes se quedarán secas. ¿O no? La temperatura rompe las fibras musculares de la carne permitiéndonos digerirlas mejor. Apunta estos trucos para cocinarlas y que queden más jugosas.

1. **DAÑO FÍSICO.** Para aumentar la jugosidad debes reducir el tiempo de cocinado, y, para hacerlo, nada mejor que ablandarlas. Golpea la carne con ayuda de un mortero o cuchillo, o incluso pícala.

2. **ACIDEZ.** Marina la carne; con la acidez debilitas las fibras musculares de la carne, aportas sabor y aumenta la capacidad de retener jugosidad. Puedes marinar con vino, zumo de lima/limón, yogur o hierbas entre otros.

3. **SALMUERA.** La sal altera la estructura de las fibras musculares. Además, la interacción entre la sal y las proteínas de la carne favorece la capacidad de retener líquidos en el interior, haciéndola más jugosa. No hará falta añadir más sal a la pieza y tendrás que escurrirla bien antes de cocinarla.

COCINAR EL PESCADO NUNCA FUE TAN FÁCIL NI TAN RICO

El pescado, por lo general, necesita menos tiempo de cocinado que la carne. Esto se debe a que su colágeno se disuelve a una temperatura moderada y sus fibras se separan con facilidad. Por eso, para aprovechar la jugosidad y melosidad que tienen de por sí gracias a su grasa, se recomienda cocciones cortas al vapor, horno, brasa o incluso marinados en ácidos para comerlos en «crudo» —entrecomillo el «crudo» porque no solo se cocina con calor, también con ácido; se rompen las fibras musculares de otra forma más lenta. De ahí el típico plato ácido con pescado: el ceviche—.

✒ CON ESTAS IDEAS TE VAN A ENCANTAR LAS VERDURAS ✒

¿Sabes lo que es un trampantojo? ¿Y un mimetismo? Hacer que algo se parezca a lo que no es. Te pongo un ejemplo que seguro has oído muchas veces: tallarines de calabacín. Utilizamos el color pálido de la hortaliza y un corte en tiras para imitar un plato de pasta. De esta forma comemos verdura de forma más amena, fácil y divertida.

El uso de mimetismos y trampantojos no es solo una herramienta de la cocina de vanguardia. Hacer uso de las verduras para asemejar a los clásicos es un gran recurso para que los más pequeños —y los más mayores— comamos verdura sin darnos cuenta.

1. **INCORPÓRALA EN UN SOFRITO.** Que la verdura sea la base de todas las salsas. Si quieres hacer pizza, comer pasta o hacer una hamburguesa, no olvides incorporar siempre verduras.

2. **COMBÍNALA CON ALIMENTOS QUE TE GUSTEN.** Esta estrategia te ayudará a comerlas de forma más fácil. Utiliza estos trucos también con los más pequeños.

3. **UTILIZA LAS SIMILITUDES.** Adapta los clásicos para llenarlos de verduras. ¿Qué tal te suenan estas opciones? ¡Luego te doy estas recetas!
   - ✔ Hamburguesa de alubias con salsa César de aguacate.
   - ✔ Tallarines de calabacín con salsa carbonara saludable.
   - ✔ Pizza con masa de coliflor con jamón, albahaca y salsa de tomate casera.

↝ DA VIDA A LOS PLATOS ↜

No hay mejor antídoto para no comer como un zombi que dar vida a los platos. Los ingredientes de un plato pueden ser especias, legumbres, aceite de oliva, y tan variopintos como productos culinarios existen. Si crees que todos ellos dan vida a los platos, te voy a enseñar uno mejor: los probióticos.

Los probióticos dan, literalmente, vida a nuestras recetas. Son alimentos que contienen microorganismos vivos y que, si los consumimos en las cantidades necesarias, aportan efectos beneficiosos para la salud. Los más conocidos son el yogur, el kéfir, el tempeh o el miso, y podemos incorporarlos a los platos para añadir salud a la microbiota.

La microbiota es el conjunto de microorganismos vivos —principalmente bacterias— que viven en el cuerpo. Estos microorganismos se encuentran en todo el organismo. Los probióticos van a cuidar en concreto de la microbiota intestinal.

La microbiota intestinal es beneficiosa para el sistema inmunitario, la síntesis de las vitaminas y la digestión de los alimentos, por ello debemos cuidarla. Y podemos hacerlo de dos formas: dándole de comer con los **pre**bióticos o fibra o aumentando sus microorganismos con los **pro**bióticos.

Como los probióticos tienen microorganismos vivos, tenemos que conseguir que lleguen vivos —valga la redundancia— al intestino. Para ello debemos cuidar las temperaturas a las que los incorporamos a los platos:

✔ No sobrepasar los 45 °C para que no mueran los microorganismos vivos que contienen. Por eso, lo ideal es utilizarlos en salsas frías o templadas.

✔ En el caso de utilizarlos en guisos calientes y cremas, es muy importante incorporarlos una vez hayamos retirado el guiso/crema del fuego y haya bajado la temperatura.

COMER DULCES DE FORMA SALUDABLE

Aunque te parezca imposible, existe la repostería sana. A todos nos encantan los dulces, pero tienen muchas calorías, azúcares libres y grasas saturadas. Sin embargo, podemos hacerlos más saludables. Solo tienes que seguir algunos consejos:

1. **HAZ REPOSTERÍA CASERA.** Si metes tú las manos en la masa verás los ingredientes que lleva y te alejarás de las grasas trans, los aceites refinados, los conservantes y los azúcares encubiertos.

2. **MEJORA LOS INGREDIENTES.** Sustituye unos ingredientes por otros para hacer tu receta más saludable. Te lo muestro en esta tabla:

RECETA ORIGINAL SUSTITUYE	RECETA MÁS SALUDABLE POR LA MISMA CANTIDAD DE	TIPS PARA HACERLO PERFECTO
La harina refinada	Harina integral y/o harina de frutos secos	Para no perder el salvado de la harina, es decir, la cubierta externa del cereal que lo hace integral, no tamices la harina. De esta forma no se quedará en el colador. ¡Ojo! Las masas de bollería que necesitan levar como el pan, el roscón o un brioche, por ejemplo, necesitan harina con gluten. ¡Luego te lo explico!
El azúcar refinado	Puré de frutas como plátano, manzana, higos o dátiles. Puré de hortalizas dulces como zanahoria, boniato o calabaza.	Las frutas van a incorporar más humedad a la masa. No pasa nada; si usas harina integral el salvado va a absorber la humedad que sobra. ¿Cómo te suena un azúcar de dátiles? ¿Ponemos puré?
La mantequilla	Aceite de oliva virgen	¡Ojo! Algunas recetas como las galletas o las masas para bases de tartas necesitan una grasa sólida a temperatura ambiente que nos permita amasar las elaboraciones para darles forma; este no es el caso del aceite de oliva. Aquí, sigue utilizando la mantequilla.

3. **INCORPORA INGREDIENTES ADICIONALES.** De esta forma aumentarás el sabor del dulce. Esto te permitirá disminuir la cantidad de azúcar en la masa con:
   ✔ Aromáticos que nos recuerdan a sabores dulces.

INCORPORA ALGUNO DE ESTOS A TUS DULCES		
Canela	Coco rallado	Jengibre
Cardamomo	Haba tonka	Cacao
Cúrcuma	Cítricos	Pepitas de
Café	Anís	chocolate negro
	Vainilla	

Cierra los ojos. Piensa en el sabor de unas natillas, de un arroz con leche o de unas torrijas, por ejemplo. Seguro que te han venido aromas a canela, naranja, limón o todas ellas juntas. Vuelve a cerrar los ojos. Es el turno de unas rosquillas. ¡Qué rico el anís! Y ese sabor a café y cacao de un tiramisú. O ese sabor a chocolate de un brownie. Todos estos aromáticos nos recuerdan a sabores dulces e integrarlos a las masas va a despistar a nuestro gusto y va a hacer que necesitemos menos azúcar.

✔ Frutos secos y semillas. ¿Sabías que el crujiente estimula el centro del apetito y del placer? Por eso incorporar nueces, cacahuetes, pistachos o cualquier fruto seco a las masas va a ayudarnos a aumentar su sabor. Además, su elevado contenido en fibra va a favorecer que nos sintamos más saciados y queramos comer menos dulce.

4. **CUIDA LAS PORCIONES.** Intenta limitar el consumo, haciendo versiones individuales de tus dulces favoritos:

✔ Si quieres hacer un bizcocho, hazlo en versión magdalena o cupcake. La masa es la misma, solo tienes que reducir el tiempo de horneado a la mitad.

✔ Si quieres hacer una tarta fría, haz vasitos. Vasitos de cheesecake, mousse o tiramisú, por ejemplo.

✔ Si te apetecen unas tortitas, hazlas más pequeñas. De esta forma, si comes dos vasitos, dos tortitas o dos magdalenas sentirás que habrás comido más que si tomas una poción grande de tarta, bizcocho o tiramisú. A igual cantidad distintas impresiones. ¡Juega con la perspectiva!

5. **CONSIGUE MASAS ESPONJOSAS Y JUGOSAS.** Cuando reducimos la cantidad de azúcar en las masas, corremos el riesgo de que los bizcochos queden más densos y secos de lo normal. Para evitarlo y seguir disfrutando de unos bien ricos y brillantes, sigue estos consejos:

✔ Aporta brillo y jugosidad: Con almíbares a base de zumos, que se pueden aromatizar con especias, para emborrachar el bizcocho de forma más saludable. ¡Te pongo un ejemplo! Haz un zumo de naranja y échale canela. Llévalo a ebullición en un cazo y pinta tu bizcocho con esta mezcla.

Rellenos y decoraciones a base de frutas para dar jugosidad y presencia. Decorar una cheesecake con fresas es un clásico o rellenar un bizcocho con un puré de frambuesas es una idea rica y saludable.

✔ Aporta esponjosidad:
Separando las claras de las yemas. Solo tienes que seguir la receta normal, pero reservando las claras desde un principio. En el momento de incorporar los huevos echa solo las yemas. Realiza la mezcla completa y en el último momento agrega las claras que habrás montado para aportar aire.

Utilizando bien la levadura.

- **Más levadura no es sinónimo de que suba más.** Para que tu bizcocho suba bien y sea esponjoso no debes pasarte con la levadura, pon la cantidad exacta de la receta. Si echas de más puedes obtener el efecto contrario.

- **¡Elígela bien!** No es lo mismo una fresca prensada o levadura seca de panadería que levadura química o polvo de hornear.

- **La levadura química** es un impulsor formado por la unión de una sustancia ácida y una alcalina —suele ser bicarbonato, de ahí que a partir de él podamos obtener un efecto parecido— que con la temperatura generan gases que quedan encerrados en las masas y hacen que suban en el horno.

- **La levadura fresca/seca de panadería son microorganismos vivos** que se alimentan de los azúcares de las masas y, como consecuencia de esa fermentación, liberan gases que se quedan atrapados en la red de gluten de las masas, haciendo que estas leven. Las levaduras viven felices alrededor de los 30 °C, pero si subimos mucho la temperatura se mueren. Por eso estas masas suben fuera del horno.

6. *IMITA TEXTURAS.* Hay elaboraciones en las que encontrar sustitutos se torna complicado, como, por ejemplo, una mermelada. Aquí no tenemos ni harina, ni huevos ni mantequilla. Entonces, ¿por qué lo podemos sustituir? Las mermeladas y las confituras se consiguen mezclando el jugo de una fruta con mucho azúcar obteniendo textura de gel. Sin embargo, la fruta madura ya tiene dulzor suficiente como para incorporar más azúcar. En ese caso podemos quitar el azúcar y utilizar otro elemento que nos dé textura de gel: las semillas. Las semillas con un elevado contenido en mucílago —un tipo de fibra con textura gelatinosa— ayudan a conseguir esta textura. Para hacer mermeladas más saludables, mezcla la pulpa de las frutas de las que quieras hacer mermelada con lino molido o semillas de chía.

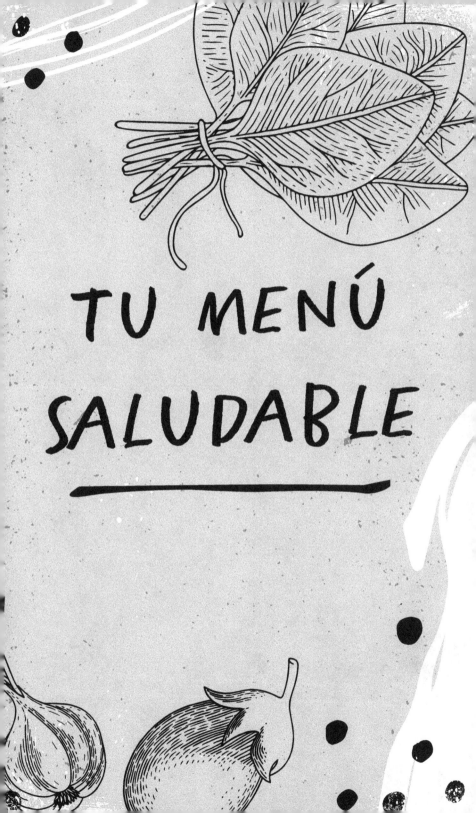

TU MENÚ

SALUDABLE

CAPÍTULO 14

SESENTA RECETAS SALUDABLES

¡CON ESTO SÍ QUE VAS A CONSEGUIR SENTIRTE SALUDABLE DE LA FORMA MÁS FÁCIL QUE EXISTE: COCINANDO SANO SIN DARTE CUENTA!

Además de tener la referencia del método plato para realizar un adecuado reparto de nutrientes en un plato único, te propongo estas ideas de recetas saludables que repartiremos posteriormente en menús para que comer de forma equilibrada esté chupado:

DESAYUNOS

1. Bebida de avena
2. Bebida de almendras
3. Bizcocho a la taza de plátano y chocolate
4. Granola casera
5. Pudin de yogur con semillas de chía
6. Porridge de mango
7. Tortitas de plátano y coco con la mejor salsa de chocolate del mundo

PRIMEROS

8. Boniatos asados rellenos con salsa de yogur
9. Cardo con almendras
10. Crema de calabaza con garbanzos especiados
11. Crema de lombarda con huevo poché
12. Cuscús de coliflor con piñones y pasas
13. Empanadillas japonesas rellenas de verduras
14. Ensalada de col y manzana
15. Ensalada de lentejas con vinagreta de cítricos
16. Gazpacho de albahaca
17. Garbanzos con chipirón
18. Pasta integral con pesto de pimiento
19. Patatas con bacalao
20. Quinoa con escalivada, ventresca y salsa melosa
21. Rollitos de papel de arroz rellenos de verduras con salsa agridulce casera
22. Tallarines de calabacín con salsa carbonara saludable

SEGUNDOS

23. Berenjenas rellenas con carne picada y ¡la mejor salsa natural!
24. Ceviche de lubina
25. Dorada al horno con verduras
26. Empanadillas al horno rellenas de boloñesa vegetariana
27. Guiso de pollo al estilo Thai
28. Hamburguesa de alubias con salsa César de aguacate
29. Hamburguesa de caballa con salsa brava saludable
30. Merluza rebozada con anacardos al horno y vinagreta de mango y mostaza
31. Pizza con masa de coliflor con jamón, albahaca y salsa de tomate casera
32. Quiche de verduras

33. Salmón en papillote
34. Salteado de tofu, bimi y setas
35. Sushi de calabacín con salmón ahumado y queso crema
36. Solomillo de cerdo con salsa de manzana
37. Tacos vegetales de atún con encurtidos
38. Wok de ternera oriental
39. Wrap de pollo marinado con guacamole

POSTRES SALUDABLES

40. Bizcocho de avena de plátano y cacao
41. Bizcocho marmolado de calabaza y chocolate
42. Brownie
43. Chocolatinas con caramelo
44. Gominolas de fruta
45. Galletas de almendra, canela y coco
46. Helado de mango
47. Helado de sandía
48. Magdalenas de zanahoria
49. Mousse de chocolate y aquafaba
50. Mousse de fresas
51. Natillas de caqui, naranja y cacao
52. Tarta de aguacate y cacao
53. Tarta de yogur y fresas
54. Tiramisú de mango
55. Turrón de chocolate negro, arroz inflado y pistachos

SNACKS

56. Bebidas de sabores
57. Boniato deluxe
58. Chips de plátano macho
59. Hummus de zanahoria
60. Paté de berenjena

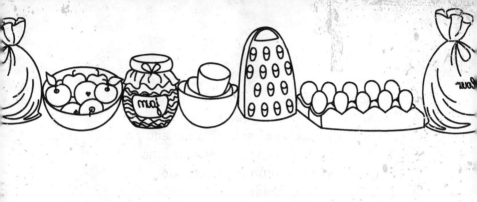

DESAYUNOS

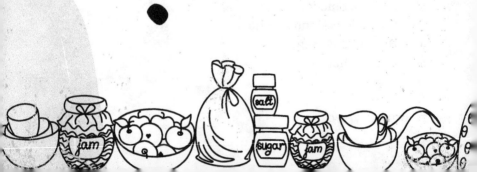

BEBIDA DE AVENA

5 min. más otros 30 min. de reposo

1 persona

INGREDIENTES

✔ 200 g de copos de avena ✔ 1 l de agua mineral

ELABORACIÓN

1. Mezcla el agua con la avena en un bol y deja que repose unos 30 minutos. Pasado este tiempo, tritura muy bien con una batidora de mano o un robot de cocina.
2. Cuela la mezcla y reserva el líquido restante. ¡Tu bebida de avena saludable y casera!

¡Por cierto!

Muchas de las bebidas vegetales que compramos tienen azúcares añadidos. Para evitarlo, elabóralas tú mismo. No cuesta nada. Si quieres endulzarlas, hazlo de forma natural. Añade una cucharada de miel, sirope de agave, dátiles o el endulzante que más te guste. Es azúcar también, pero añadirás la cantidad que tú quieras.

BEBIDA DE ALMENDRAS

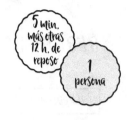

5 min. más otras 12 h. de reposo

1 persona

INGREDIENTES

- ✔ 100 g de almendras crudas
- ✔ 700 ml de agua mineral

ELABORACIÓN

1. Mezcla en un bol agua con las almendras y deja que repose toda la noche. De esta forma se ablandarán y te permitirá aprovechar al máximo sus nutrientes.

2. Al día siguiente, cuela las almendras y vuélvelas a cubrir con 700 mililitros de agua. Has de cambiarla porque puede tener sabores amargos.

3. Tritura muy bien con una batidora o un robot de cocina.

4. Cuela la mezcla y quédate con el líquido restante. ¡Tu bebida de almendras en un plis plas!

¡Por cierto!

Las bebidas vegetales son veganas —si no las endulzamos con miel— y no llevan lactosa. Algo que te puede resultar interesante si no te sienta bien. Además, puedes incorporar el aromático que más te guste cuando ya hayas obtenido tu bebida vegetal. La vainilla o la canela les va fenomenal, incluso puedes aromatizarlo en el fuego con cáscara de cítricos, cardamomo o anís estrellado.

MARTA VERONA

BIZCOCHO A LA TAZA
DE PLÁTANO Y CHOCOLATE

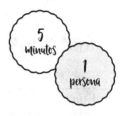

5 minutos

1 persona

INGREDIENTES

- ✔ 20 g de cacao puro
- ✔ 10 g de aceite de oliva
- ✔ 5 g de levadura química
- ✔ 40 ml de leche (puede ser bebida vegetal)
- ✔ 5 dátiles deshuesados medjoul
- ✔ 1 plátano maduro
- ✔ 1 huevo
- ✔ Canela en polvo

ELABORACIÓN

1. Tan sencillo como triturar los ingredientes en un vaso de batidora.
2. Vierte la mezcla en una taza grande. No es necesario engrasarla, ya que comerás el bizcocho a la taza o *mug cake* aquí mismo. ¡De ahí el nombre!
2. Cocina durante 2 minutos y medio en el microondas a máxima potencia y ¡listo para comer!

¡Por cierto!

Esta receta es genial cuando quieres un dulce rápido. Los bizcochos a la taza tienen una textura más húmeda y menos esponjosa que los hechos al horno. Se secan enseguida, por eso es importante no superar el tiempo de cocción del microondas y comerlos nada más elaborarlos.

GRANOLA CASERA

25 minutos

4 personas

- ✔ 240 g de copos de avena integral
- ✔ 30 g de miel
- ✔ 30 g de aceite de coco

Para los *toppings*
- ✔ 1 cucharada de avellanas, pipas de calabaza, baya de goji, coco rallado

- ✔ Especias chai (1 cucharada de la mezcla de vainilla, canela y jengibre en polvo, cardamomo y anís estrellado)
- ✔ Ralladura de 1 naranja
- ✔ Y otros (los ingredientes que te venga bien gastar de tu despensa)

ELABORACIÓN

1. Precalienta el horno a 180 ºC.
2. Derrite el aceite de coco durante 30 segundos en el microondas y mézclalo con la miel.
3. Dispón en una fuente los copos de avena y, sobre estos, echa la mezcla anterior. Añade el resto de los ingredientes, excepto las bayas de goji, integra todo muy bien, y hornea durante 15-20 minutos o hasta que la avena esté crujiente.
4. Saca la fuente del horno y añade ahora las bayas de goji. Guarda la mezcla en un bote hermético. Si lo conservas así, te durará hasta 15 días. ¡Anímate y haz tus cereales caseros!

¡Por cierto!

Si te gusta el dulce en el desayuno, esta es tu receta. Una de las mejores alternativas al azúcar en repostería es aprovechar el dulzor natural de las frutas como los dátiles. Sin embargo, si hay algo propio de los cereales, es su carácter crujiente. El azúcar o la miel aportan esa cualidad, por ello, utiliza miel teniendo en cuenta las siguientes premisas:

✔ Emplea frutos secos crujientes para aumentar esta sensación.

✔ Utiliza ingredientes que te recuerden a sabores dulces, como el coco rallado.

✔ Aunque uses miel, un tipo de azúcar, estos cereales caseros van a tener menos cantidad que los que puedes comprar en el supermercado, contando con la ventaja de que los podrás hacer a tu gusto, incorporando los ingredientes que mejor te vengan. Conserva el aceite de coco y la miel, el resto de los ingredientes los eliges tú.

PUDIN DE YOGUR CON SEMILLAS DE CHÍA

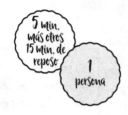

5 min, más otros 15 min, de reposo

1 persona

INGREDIENTES

- ✔ 1 yogur natural
- ✔ 1 cucharada de semillas de chía
- ✔ La pieza de fruta que más te guste

ELABORACIÓN

1. Mezcla las semillas de chía con el yogur en un bol. Deja que repose esta mezcla como mínimo 15 minutos. Si eres una persona previsora, puedes hacerlo la noche de antes. Al dejarlo reposar, las semillas se hidratarán y tendrán textura de pudin.

2. Acompaña con una fruta bien dulce para aportar dulzor.

— ¡Por cierto! —

Cuando las semillas son tan pequeñas que no las podemos morder, como las de chía o las de lino, por ejemplo, es importante hidratarlas, molerlas o calentarlas para romper o ablandar su cubierta externa y aprovechar al máximo los nutrientes que contienen. El gel que sueltan se llama mucílago y es un tipo de fibra.

PORRIDGE DE MANGO

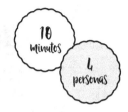

10 minutos

4 personas

INGREDIENTES

- ✔ 50 g de copos de avena integrales
- ✔ 250 ml de leche (puede ser cualquier otra bebida vegetal)
- ✔ 1 mango bien maduro

ELABORACIÓN

1. Pon la leche a calentar en un cazo. Mientras, tritura la pulpa de medio mango.

2. Cuando llegue a ebullición la leche, añade el puré de mango y los copos de avena.

3. Cocina sin dejar de mover, a fuego medio, durante 5 minutos o hasta que la avena se hinche y espese la mezcla.

4. Termina acompañando la receta con la otra mitad del mango cortada en dados.

¡Por cierto!

El porridge, muy similar a las gachas, tiene muchas versiones. Puedes aromatizar la leche con una rama de canela o incorporar una cucharada de cacao puro para aportarle otro sabor. También sustituir el mango por fresas o no incorporar ninguna fruta a la mezcla. ¡Hay tantos porridges como días del año!

TORTITAS DE PLÁTANO Y COCO CON LA MEJOR SALSA DE CHOCOLATE DEL MUNDO

15 minutos

10 tortitas pequeñas

INGREDIENTES

Para las tortitas

- ✔ 100 g de harina integral
- ✔ 50 g de coco rallado
- ✔ 16 g de levadura química
- ✔ 200 ml de leche de coco (o la leche que tengas)
- ✔ 1 plátano maduro
- ✔ 1 huevo
- ✔ Aceite de oliva

Para la crema de cacao y aguacate

- ✔ 20 g de cacao puro
- ✔ 100 ml de leche o bebida vegetal
- ✔ 1 cucharada de miel
- ✔ 1 plátano maduro
- ✔ ½ aguacate

ELABORACIÓN

1. Para las tortitas, mezcla en un bol grande la leche de coco con el plátano machacado y el huevo. Cuando la mezcla sea homogénea, incorpora la levadura química, el coco rallado y la harina integral a la masa hasta obtener una mezcla cremosa. No tamices la harina para no perder en el colador o tamiz el salvado o parte externa del cereal, donde se encuentra la mayor parte de la fibra. Gracias a la fibra conseguimos disminuir el índice glucémico de las tortitas, es decir, la velocidad con la que los azúcares pasan a la sangre.

2. Cocina las tortitas en una sartén antiadherente con una pizca de aceite de oliva a fuego medio bajo.

3. Para la crema de cacao y aguacate, tan solo tritura muy bien todos los ingredientes.

4. Acompaña a las tortitas con esta mezcla.

¡Por cierto!

MI truco favorito para decorar las tortitas es echar coco rallado por encima. Imita al azúcar glas, pero ¡es mucho más saludable! Además, puedes sustituir la harina integral por la que más te guste. Prueba a hacerlas con espelta o con harina de avena.

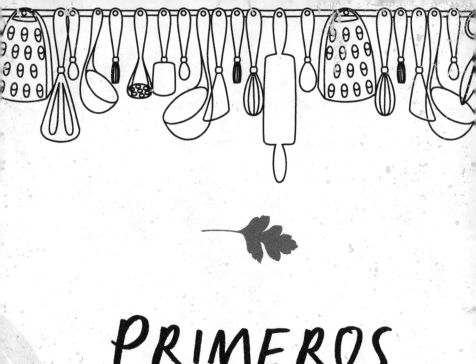

PRIMEROS

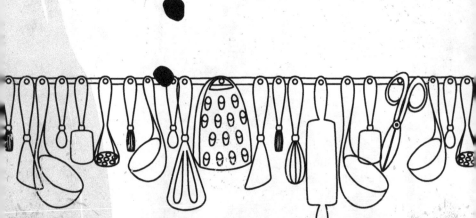

BONIATOS ASADOS RELLENOS CON SALSA DE YOGUR

45 minutos

1 persona

INGREDIENTES

- ✔ 3 tomates deshidratados en aceite de oliva
- ✔ 1 cucharada de maíz
- ✔ 1 batata o boniato
- ✔ ½ pimiento rojo
- ✔ ¼ cebolla morada
- ✔ Aceite de oliva virgen extra

Para la salsa de yogur

- ✔ 1 yogur natural
- ✔ 1 cucharadita de orégano
- ✔ 1 cucharadita de ajo en polvo
- ✔ 1 cucharada de aceite de oliva virgen extra

ELABORACIÓN

1. Corta el boniato por la mitad, disponlo en una fuente de horno, echa un chorrito de aceite de oliva virgen por encima y hornea a 180 °C durante 35 minutos.

2. Pasado ese tiempo, retira del horno y saca su pulpa con cuidado de no romper la piel porque la utilizarás después como recipiente.

3. Aplasta la pulpa con un tenedor y mézclala con el maíz, la cebolla morada y el pimiento rojo bien picados.

4. Rellena la piel del boniato con esta mezcla y aliña con la salsa de yogur. Para hacerla, solo tienes que mezclar muy bien sus ingredientes.

¡Por cierto!

¡Me encanta utilizar los probióticos en elaboraciones saladas! Cuidar la microbiota para fortalecer las defensas y favorecer la digestión y aprovechamiento de los nutrientes es más fácil si incorporas los probióticos, como el yogur, a platos salados y no solo en el postre.

CARDO CON ALMENDRAS

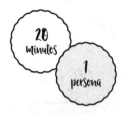

20 minutos

1 persona

INGREDIENTES

- ✔ 200 g de cardo cocido
- ✔ 50 g de tacos de pavo
- ✔ 40 g de almendras crudas o tostadas
- ✔ ½ vaso de vino blanco
- ✔ 1 cebolla
- ✔ Cebollino

ELABORACIÓN

1. Utiliza cardo en conserva. Me parece un recurso estupendo para comer verduras si son difíciles de limpiar, como sucede con el cardo. Además, si usar conservas vegetales va a ayudarnos a recuperar materias primas que ya no se consumen tanto, mejor que mejor. Si las compras intenta que sean al natural, como es el caso del cardo. Aclárlo muy bien para eliminar el exceso de sal que pueda llevar en su líquido de gobierno y ¡a cocinar!

2. Pocha en una sartén la cebolla cortada muy finita. Una vez pochada, incorpora los dados de pavo y las almendras.

3. Añade el cardo, sube el fuego y moja con el vino blanco. Cocina el conjunto durante 5 minutos o hasta que se evapore el alcohol. Emplata y decora con cebollino.

¡Por cierto!

Un truco para que quede más melosa la receta es echar una cucharada de harina integral cuando poches las verduras y una cucharada de caldo casero. A esto se le denomina *velouté* y da un sabor excepcional.

CREMA DE CALABAZA ASADA
CON GARBANZOS ESPECIADOS

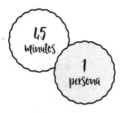

45 minutos

1 persona

INGREDIENTES

- ✔ 200 g de calabaza
- ✔ 1 cebolla
- ✔ Caldo casero de verduras al gusto
- ✔ Aceite de oliva virgen extra

Para los garbanzos especiados
- ✔ 100 g de garbanzos cocidos
- ✔ 1 cucharada de ajo en polvo
- ✔ 1 cucharada de romero
- ✔ 1 cucharada de aceite de oliva virgen extra

ELABORACIÓN

1. Para comenzar, hornea la calabaza y la cebolla a 180 ºC durante 35 minutos en función del tamaño de los cortes y de la potencia del horno, con un chorrito de aceite. ¡Pruébalo en casa! Cuando hacemos una crema al uso, cocemos la calabaza y la trituramos, pero, asándola, se caramelizan sus azúcares, se concentra su sabor y queda muchísimo más rica.

2. Pasado este tiempo, tritura la calabaza y la cebolla asadas con la cantidad de caldo que nos guste en función de lo espesa o ligera que deseemos la crema.

3. Por otro lado, aliña los garbanzos con las especias que más te gusten. Te propongo el ajo en polvo y el romero. Añade el aceite de oliva y mezcla bien.

4. Dispón los garbanzos en una bandeja bien repartidos y hornéalos durante 45 minutos a 180 ºC.

5. ¡Ya tienes una crema especial de calabaza con unos garbanzos crujientes que imitan a los picatostes, pero llenos de sabor!

¡Por cierto!

Para que los garbanzos especiados salgan crujientes es muy importante no disponer unos sobre otros en la bandeja de horno. Puedes hacer esta misma receta con lentejas o guisantes ya cocidos.

CREMA DE LOMBARDA
CON HUEVO POCHÉ

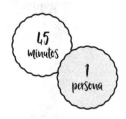

45 minutos

1 persona

INGREDIENTES

- ✔ 200 g de lombarda
- ✔ 1 diente de ajo
- ✔ 1 huevo
- ✔ Caldo de verduras

ELABORACIÓN

1. Esta crema llena de color y sabor es muy sencilla. Solo debes cortar la lombarda en tiras y cocerla en la olla exprés durante 20 minutos, desde el momento en el que empieza a salir la presión.

2. Pasado este tiempo, cuélala y saltéala en una sartén con el diente de ajo laminado. Tritura esta mezcla con caldo de verduras al gusto, en función de lo fluido que lo quieras.

3. Para el huevo poché, hierve agua en un cazo. Sobre una taza, coloca un cuadrado de film transparente, pon una gotita de aceite y extiende. Echa el huevo sobre el mismo y cierra muy bien enrollando por las esquinas. Haz un nudo con el film y cuece durante 4 minutos. Pasado este tiempo, disponlo sobre la crema de lombarda.

¡Por cierto!

Puedes acompañar la crema con unos piñones tostados. Si te gustan las cremas, te propongo hacer una similar con coliflor. Simplemente cuécela cortada en arbolitos y repite los pasos de esta receta. ¡Buenísimo!

CUSCÚS DE COLIFLOR CON ZANAHORIA, CURRY, PIÑONES Y PASAS

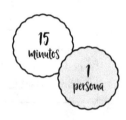

15 minutos

1 persona

INGREDIENTES

- ✔ 150 g de coliflor
- ✔ 1 cucharadita de curry
- ✔ 1 zanahoria
- ✔ Piñones
- ✔ Pasas
- ✔ Aceite de oliva

1. Este cuscús es una maravilla. Si no te gusta la coliflor, pruébala en esta receta. ¡Vas a cambiar de opinión! Lava y pela la zanahoria. Córtala en trocitos pequeños y póchala en la sartén con aceite de oliva a fuego medio durante 10 minutos.

2. Agrega un puñado de piñones, otro de pasas y sigue cocinando a fuego medio mientras rallas la coliflor para conseguir una textura similar a la del cuscús. Puedes hacerlo con un rallador normal o utilizar un robot de cocina y triturarla bien. A mí es como más me gusta.

3. Añádela a la sartén junto con el curry y cocina otros 5 minutos más. Retira de la sartén y disfruta.

¡Por cierto!

El curry también le aporta ese toque doradito que recuerda al cuscús. ¡Anímate a utilizar especias para potenciar el sabor y disminuir el uso de la sal!

EMPANADILLAS JAPONESAS RELLENAS DE VERDURAS

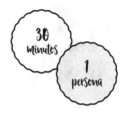

30 minutos

1 persona

INGREDIENTES

- ✔ 4 obleas de empanadilla
- ✔ 50 g de tirabeques
- ✔ 30 g de nueces
- ✔ ½ batata
- ✔ ½ cebolleta
- ✔ Cebollino
- ✔ Salsa de soja

ELABORACIÓN

1. Corta la cebolleta y un manojo de cebollino en dados pequeñitos.

2. Lamina los tirabeques (puedes sustituirlos por judías verdes) y mézclalos con las nueces machacadas y la batata cocida previamente durante 20 minutos en agua hirviendo.

3. Rellena las obleas de empanadilla con esta mezcla y colócalas en una vaporera forrada en el fondo con papel de cocina y agujereado con la punta de un cuchillo o un tenedor.

4. Pon un cazo al fuego con agua y, cuando hierva, coloca la vaporera con las gyozas, o empanadillas japonesas, encima tapadas. Cocina durante 5 minutos y acompaña con salsa de soja.

¡Por cierto!

La batata es una hortaliza estupenda para aportar dulzor a las elaboraciones y ese toque agridulce característico de la cocina asiática. Además, es una herramienta perfecta para las salsas de tomate caseras. Te propongo utilizar puré de boniato en vez de azúcar para endulzarlas de forma natural.

ENSALADA DE COL Y MANZANA

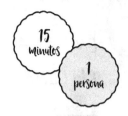

15 minutos

1 persona

INGREDIENTES

- ✓ 70 g de repollo
- ✓ 1 zanahoria
- ✓ ½ manzana
- ✓ ¼ cebolleta

Para la salsa

- ✓ 1 cucharada de miel
- ✓ 1 cucharada de vinagre de manzana
- ✓ 1 cucharada de yogur
- ✓ 1 cucharada de aceite de oliva virgen
- ✓ ½ cucharada de mostaza

ELABORACIÓN

1. Corta en tiras finas el repollo y ralla la zanahoria y la manzana.
2. Corta la cebolleta en láminas finas y mézclala muy bien con el repollo, la zanahoria y la manzana.
3. Para la salsa, tan sencillo como integrar sus componentes.
4. Aliña la ensalada con el aderezo.

¡Por cierto!

¿Sabías que las fresas combinan muy bien con el vinagre? Si te apetece probar esta ensalada en otra versión igual de rica, prueba a sustituir la manzana por fresas. ¡Buenísimo!

ENSALADA DE LENTEJAS CON VINAGRETA DE CÍTRICOS

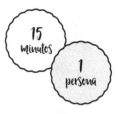

15 minutos

1 persona

INGREDIENTES

- ✔ 120 g de lentejas cocidas
- ✔ 2 cucharadas de maíz
- ✔ 1 tomate
- ✔ 1 pepino

Para la vinagreta
- ✔ Zumo de ½ naranja
- ✔ Zumo de ½ lima
- ✔ Eneldo
- ✔ 2 cucharadas de aceite de oliva

ELABORACIÓN

1. Pica el pepino y el tomate, echa ambos en un bol junto con las lentejas y el maíz, y remueve muy bien.
2. Mezcla los ingredientes de la vinagreta y aliña la ensalada. ¡Una forma muy amena de comer legumbres!

─── ¡Por cierto! ───

El hierro de origen animal se absorbe mejor que el vegetal, pero existen herramientas nutricionales para remediarlo: los cítricos, alimentos ricos en vitamina C que ayudan a absorber el hierro como el que tienen las legumbres. Así que, si un día comes lentejas, lo ideal es que tomes una naranja de postre en esa ingesta o a lo largo de ese mismo día o aliñarlo con una vinagreta de cítricos como esta.

GAZPACHO DE ALBAHACA

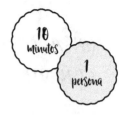

10 minutos

1 persona

INGREDIENTES

- ✔ 100 g de queso fresco batido
- ✔ 1 cucharada de vinagre de manzana
- ✔ 1 pepino
- ✔ ¼ diente de ajo
- ✔ Albahaca
- ✔ 3 cucharadas de aceite de oliva virgen

ELABORACIÓN

1. Tan sencillo como triturar muy bien el queso batido, el pepino, el ajo, las hojas de un buen ramillete de albahaca, el vinagre y el aceite en un robot de cocina o una batidora de mano.

2. Enfría en la nevera y sirve bien fresquito.

¡Por cierto!

Si limpias muy bien el pepino, puedes utilizarlo íntegro, así aprovechas toda la matriz del alimento y no prescindes de las vitaminas y minerales que se encuentran en su parte más externa. Anímate y versiona este gazpacho. Puedes incorporar un aguacate, media manzana y el zumo de una lima, quitando el vinagre. Otra versión estupenda.

GARBANZOS CON CHIPIRÓN

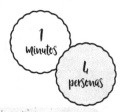

1 minutos

4 personas

INGREDIENTES

- ✔ 250 g de garbanzos en seco
- ✔ ½ vaso de vino blanco
- ✔ 2 dientes de ajo
- ✔ 2 zanahorias
- ✔ 2 cebollas
- ✔ 2 puerros
- ✔ 1 tomate (la pulpa)
- ✔ Chipirones
- ✔ Gambones
- ✔ Aceite de oliva

ELABORACIÓN

1. Pon los garbanzos la noche anterior en remojo.

2. Para el caldo casero, dora las cabezas de los gambones en una sartén con aceite y la cebolla, la zanahoria y el puerro. Cubre con agua y deja cocer durante 20 minutos. Si no lo haces con gambones, puedes incorporar un caldo de verduras casero.

3. Para el guiso de garbanzos, pocha en una olla las verduras que habrás picado muy finitas. Una vez doradas, añade chipirones limpios. Incorpora la pulpa del tomate rallado y sube el fuego para echar el vino blanco. Deja que evapore el alcohol durante 1 minuto y agrega los garbanzos.

4. Cubre con el caldo y, si los cueces en olla exprés, tenlos 25 minutos. Si los haces en olla tradicional, en 90 minutos estarán listos y ¡llenos de sabor!

5. Incorpora los gambones crudos pelados nada más retirar el guiso del fuego para que terminen de hacerse con el calor residual o márcalos en la plancha.

¡Por cierto!

Te cuento un truco para que consigas que se ablanden antes los garbanzos en remojo: añade una cucharadita de bicarbonato sódico. Es pura química. En las paredes de las legumbres hay una sustancia que, en contacto con la cal que pueda tener el agua, forma una «segunda piel» en las legumbres. Sin embargo, la presencia de bicarbonato atrapa la cal del agua, dejando libre la pared de los garbanzos.

PASTA INTEGRAL CON PESTO DE PIMIENTO

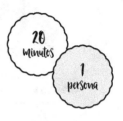

20 minutos

1 persona

INGREDIENTES

- ✔ 150 g de pasta integral cocida

Para el pesto de pimiento rojo

- ✔ 100 g de queso parmesano
- ✔ 2 tomates secos en aceite de oliva
- ✔ 1 pimiento rojo
- ✔ 1 tomate
- ✔ Albahaca

ELABORACIÓN

1. Asa el pimiento rojo y el tomate a 180 °C durante 35 minutos. Pasado ese tiempo, saca del horno, despepita y tritura en un vaso de batidora junto con el queso y los tomates secos.

2. Mezcla todo con los espaguetis cocidos y decora con albahaca.

¡Por cierto!

Al asar el tomate y el pimiento en el horno se consigue potenciar al máximo su sabor y ablandar la piel. Por eso, yo los trituro enteros, aprovechando la fuente de fibra de su cubierta externa.

PATATAS CON BACALAO

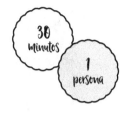

30 minutos

1 persona

- ✔ 2 Patatas grandes
- ✔ 1 lomo de bacalao
- ✔ 1 l de caldo de verduras o de pescado casero
- ✔ ½ vaso de vino blanco
- ✔ 1 cucharadita de pimentón dulce

- ✔ 1 tomate (la pulpa)
- ✔ 1 diente de ajo
- ✔ ½ cebolla
- ✔ ½ puerro
- ✔ Hebras de azafrán
- ✔ Aceite de oliva virgen extra

ELABORACIÓN

1. ¡Guiso de toda la vida y de aprovechamiento! La patata es una hortaliza poco perecedera. De hecho, si la guardas en la despensa dura alrededor de cinco semanas y en la nevera hasta tres meses. Por eso estoy segura de que si buscas bien en tu cocina ¡alguna que otra encontrarás!

2. Echa en una olla un chorrito de aceite de oliva virgen extra y pocha la cebolla y el puerro bien picados junto con el diente de ajo aplastado.

3. Pasados 10 minutos, añade las patatas chascadas (previamente peladas y lavadas).

4. Incorpora el pimentón y da un par de vueltas para integrarlo bien. Agrega enseguida el tomate rallado y el vino blanco. Sube el fuego para que evapore el alcohol. Este proceso durará un par de minutos.

5. Cuando se haya evaporado, añade las hebras de azafrán, cubre con el caldo y cocina a fuego medio.

6. Pasados los primeros 15 minutos, añade los lomos de bacalao y cuece durante 10 minutos más.

> **¡Por cierto!**
>
> Puedes hacer esta receta como mejor te venga. ¡Comer saludable es flexible! ¿Qué te parecen estas opciones?
> Puedes echar más verduras y no añadir bacalao. Puedes sustituir el bacalao por otro pescado. O puedes sustituir el bacalao por una pieza de carne. En este caso, se dorará junto con las verduras y el caldo será, preferentemente, de carne.

QUINOA CON ESCALIVADA, VENTRESCA Y SALSA MELOSA

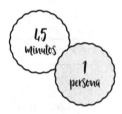

45 minutos

1 persona

INGREDIENTES

- ✔ 70 g de quinoa roja en seco
- ✔ 60 g de ventresca en aceite de oliva
- ✔ 2 tomates
- ✔ 1 pimiento rojo
- ✔ Aceite de oliva virgen

Para la salsa melosa

- ✔ 2 cucharadas de salsa de soja
- ✔ ½ cucharada de sirope de agave
- ✔ ½ cucharada de harina integral

ELABORACIÓN

1. ¡Enjuaga la quinoa; si no, puede amargar! Contiene saponinas, unos compuestos amargos que contiene de forma natural.

2. Una vez enjuagada, cuécela en abundante agua durante 15 minutos. Escurre y reserva.

3. Mientras, hornea a 200 °C las hortalizas con un chorrito de aceite de oliva virgen durante 35 minutos. Pasado este tiempo, despepita el pimiento y pícalo en tiras, y, junto con los tomates, ponlos sobre la quinoa. Si ha quedado salsita en la fuente de horno, échala también; ¡está llena de sabor! Es el momento de añadir la ventresca.

4. Para la salsa melosa, mezcla todos los ingredientes en un cazo y llévalo a ebullición hasta que espese. Retira del fuego y mézclalo con la quinoa y las verduras. Una receta riquísima donde se aumenta la variedad en el consumo de cereales es este caso, consumiendo un pseudocereal, y aderezándolo con verduras llenas de sabor.

¡Por cierto!

Si quieres hacer una elaboración similar a un arroz con la quinoa, ten en cuenta que necesita entre 12 y 15 minutos de cocción y que, por una parte de quinoa, precisas dos y media de caldo.

ROLLITOS DE PAPEL DE ARROZ RELLENOS DE VERDURAS CON SALSA AGRIDULCE CASERA

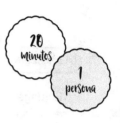

20 minutos

1 persona

INGREDIENTES

- ✔ 2 obleas de papel de arroz
- ✔ ½ zanahoria
- ✔ ¼ repollo

Para la salsa oriental

- ✔ 2 cucharadas de salsa de soja
- ✔ 1 cucharada de harina integral
- ✔ 1 cucharada de miel
- ✔ 1 tomate
- ✔ 1 limón

ELABORACIÓN

1. Corta en juliana (tiras finas) el repollo y ralla la zanahoria. Saltea ambos a fuego medio y cocina 10 minutos hasta que se ablanden las verduras.

2. Mientras, prepara la salsa agridulce casera mezclando en un cazo el zumo del limón, la miel, la salsa de soja y la ralladura del tomate, y caliéntalo a fuego medio. Una vez caliente, añade la harina e integra bien. Lleva a ebullición para que espese y retira del fuego.

3. Para montar los rollitos, pon en remojo las obleas durante 1 minuto o hasta que estén blandas. Echa encima las verduras pochadas y cierra como si fuera un sobre.

4. Acompaña con la salsa agridulce casera.

¡Por cierto!

El papel de arroz lo puedes comprar en cualquier gran supermercado. Si no lo encuentras, sustitúyelo por obleas de empanadillas y cuécelas al vapor o mete el relleno en un taco, estilo mexicano.

TALLARINES DE CALABAZA CON SALSA CARBONARA SALUDABLE

20 minutos

1 persona

INGREDIENTES

- ✔ 200 g de calabaza
- ✔ 3 cucharadas de queso fresco
- ✔ 1 huevo
- ✔ Taquitos de jamón
- ✔ 1 cucharada de aceite de oliva

ELABORACIÓN

1. Para hacer estos tallarines corta la calabaza en láminas bien finas, y a su vez estas láminas en otras finas y estrechas con ayuda de un cuchillo.

2. Tritura en un vaso de batidora el huevo con el queso fresco para que se integren bien y reserva.

3. Añade en una sartén el aceite de oliva y un puñado de taquitos de jamón. Dora a fuego fuerte e incorpora los tallarines de calabaza. Saltea a fuego medio durante 5 minutos y agrega la mezcla de huevo y queso fresco.

4. Da solo dos vueltas en la sartén y retira del fuego. El calor residual va a ser suficiente para que cuaje el huevo y quede la salsa más melosa del mundo.

¡Por cierto!

Una herramienta fantástica para hacer pastas vegetales es el pelador. Si pelas un calabacín y haces tiras, ayudándote de este utensilio, conseguirás unos tallarines estupendos. Puedes hacer lo mismo con la zanahoria, la berenjena o, como has visto, la calabaza.

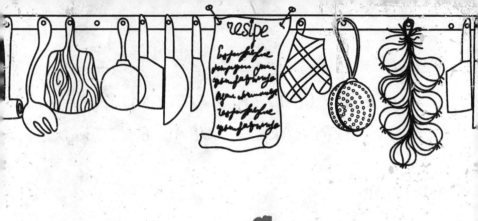

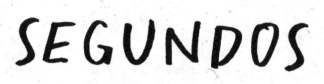

SEGUNDOS

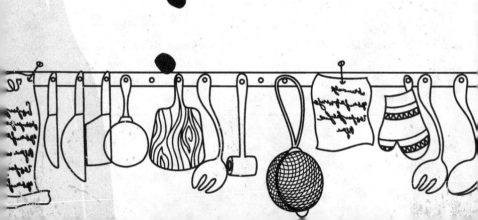

BERENJENAS RELLENAS CON CARNE PICADA Y ¡LA MEJOR SALSA DEL MUNDO!

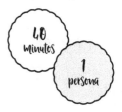

40 minutos

1 persona

INGREDIENTES

- ✔ 100 g de carne picada de ternera
- ✔ 2 huevos
- ✔ 1 berenjena
- ✔ ½ calabacín
- ✔ ½ puerro

ELABORACIÓN

1. Asa la berenjena al horno cortada por la mitad. Echa un chorrito de aceite de oliva y hornéala a 180ºC durante 35 minutos.
2. Pasado este tiempo, saca la pulpa de la berenjena con ayuda de una cuchara y reserva la piel que te servirá de cazuela para los huevos, la carne y las verduras.
3. Pocha en una sartén el puerro y el calabacín cortado en dados. Una vez pochada la verdura, incorpora la pulpa asada, la carne picada y dora el conjunto.
4. Rellena las pieles con esta mezcla y deja un hueco en el centro.
5. Dispón un huevo en cada mitad de la berenjena, intentando que la yema quede en el medio.
6. Hornea a 200 ºC durante 7 minutos o hasta que se haya cuajado la clara, depende de la potencia del horno y de si está precalentado.
7. A la hora de comer, rompe la yema y es la mejor salsa natural del mundo.

¡Por cierto!

La berenjena es amarga por unos compuestos que se encuentran encerrados dentro de su agua. Sazonarla con sal 20 minutos antes de utilizarla ayuda a que expulse parte de su agua y, con ella, su amargor. Enjuaga y cocina como más te guste.

CEVICHE DE LUBINA

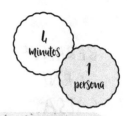

4 minutos

1 persona

INGREDIENTES

- ✔ 1 lomo de lubina
- ✔ 1 cucharada de maíz en conserva
- ✔ 1 boniato pequeño
- ✔ Aceite de oliva virgen extra
- ✔ Cilantro al gusto para decorar

Para la leche de tigre

- ✔ 25 g de cebolla morada
- ✔ 15 g de apio
- ✔ 120 ml de zumo de lima
- ✔ 120 ml de fumet
- ✔ 1 cucharilla de jengibre fresco rallado
- ✔ Cilantro fresco (unas 15 hojas)

ELABORACIÓN

1. En primer lugar elabora la leche de tigre, caldo ácido en el que se va a conservar/cocinar el pescado. Para ello, solo tienes que triturar muy bien sus ingredientes.

2. En segundo lugar pela el boniato, córtalo en dados y disponlo en una fuente de horno con un chorrito de aceite de oliva virgen extra. Ásalo a 180 ºC durante 30 minutos.

3. Corta la lubina en dados regulares e introdúcela en la leche de tigre junto con el resto de la cebolla morada cortada en juliana y el boniato. Deja que repose 20 minutos antes de servir y decora con cilantro fresco.

¡Por cierto!

¿Sabías que la acidez también cocina? Los marinados aportan un ablandamiento de la proteína de origen animal que favorece la masticación. Además, el pH ácido desnaturaliza parte del colágeno del pescado, haciendo que su consumo sea más digerible, a pesar de no haber presencia de calor. Si no tienes lubina, prueba con corvina o pez limón, tienen una textura tersa perfecta para esta elaboración.

DORADA AL HORNO CON VERDURAS

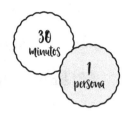

30 minutos

1 persona

INGREDIENTES

✔ 1 dorada pequeña limpia

Para acompañar

✔ 1 cebolla

✔ 1 patata pequeña

Para el majado

✔ 1 diente de ajo

✔ El zumo de ½ limón

✔ 1 ramillete de perejil fresco

✔ 2 cucharadas de aceite de oliva virgen

ELABORACIÓN

1. Esta receta es tan sencilla que vas a repetirla muchas veces, estoy segura. En primer lugar, corta las patatas en rodajas de ½ centímetro de grosor y la cebolla en juliana o en tiras.

2. Dispón las hortalizas en la base de la bandeja de horno, echa un chorrito de aceite de oliva virgen y hornea a 180 ºC durante 20 minutos.

3. Pasado ese tiempo, coloca la dorada encima y prepara el majado machacando y mezclando sus ingredientes en un mortero.

4. Pinta la dorada con esta mezcla y hornea durante 20 minutos más. Saca del horno y disfruta.

¡Por cierto!

Los tiempos de horno con los pescados limpios y enteros son complicados de saber porque dependen del peso de la pieza. Por eso, una buena técnica para saber si están hechos es mirarles los ojos. Cuando estén blancos, la dorada está en su punto.

EMPANADILLAS AL HORNO
RELLENAS BOLOÑESA VEGETARIANA

30 minutos

1 persona

INGREDIENTES

- ✔ 100 g de salsa de tomate casera
- ✔ 100 g de soja texturizada
- ✔ 200 ml de caldo de carne/pollo/verdura
- ✔ 5 obleas de empanadilla
- ✔ 1 cebolla
- ✔ 1 huevo
- ✔ Albahaca
- ✔ Orégano
- ✔ Aceite de oliva virgen

ELABORACIÓN

1. En primer lugar prepara la boloñesa vegetariana. Para ello deja hidratar la soja texturizada en el caldo casero, alrededor de 15 minutos. Verás como se ablanda y duplica su volumen.

2. Mientras, pica la cebolla en daditos y póchala en la sartén. Una vez esté transparente, añade la salsa de tomate casera junto con las especias.

3. Incorpora luego la soja texturizada hidratada y cocina el conjunto a fuego bajo durante 5 minutos más, hasta que se integren todos los sabores.

4. Rellena las obleas de empanadilla con esta mezcla, pinta con huevo batido y hornea a 190 ºC durante 10 minutos hasta que se doren.

¡Por cierto!

La soja texturizada no es más que una forma distinta de comer esta legumbre. Es harina de soja que se ha texturizado para dar una presencia similar a la de la carne picada. Tiene un sabor muy neutro, estupenda para hacer trampantojos de carne. Si no la encuentras, puedes sustituirla por carne picada.

GUISO DE POLLO AL ESTILO THAI

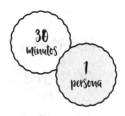

30 minutos
1 persona

INGREDIENTES

- ✔ 3 solomillos de pollo
- ✔ 1 vaso de leche de coco
- ✔ 1 cucharadita de curry
- ✔ ½ cebolla morada
- ✔ ½ pimiento rojo
- ✔ 1 lima
- ✔ Jengibre
- ✔ 1 cucharada de aceite de oliva

ELABORACIÓN

1. Cocina el pollo a la plancha y corta los solomillos en dados.

2. Añade en la misma sartén el aceite de oliva junto con un trocito de jengibre rallado y cocina a fuego medio.

3. Cuando el jengibre empiece a bailar, incorpora el pimiento picado muy fino. Cocina durante 10 minutos. En este momento, agrega la leche de coco y el curry, y cocina 5 minutos más hasta que se evapore parte de la leche y quede más cremoso.

4. Termina el plato con la cebolla morada cortada en juliana y un chorrito de lima.

5. Puedes acompañarlo con arroz integral cocido y hacer un buen plato único.

¡Por cierto!

¿Sabías que el pimiento rojo es una de las hortalizas que más accidentes provoca? Esto es porque la parte externa, su piel brillante, es muy escurridiza y puede desviar el filo del cuchillo. Por eso, cuando trocees pimiento, la parte externa siempre tiene que ir pegada a la tabla para cortar por el lado de dentro.

HAMBURGUESA DE ALUBIAS CON SALSA CÉSAR DE AGUACATE

20 minutos

1 persona

INGREDIENTES

- ✔ 120 g de alubias rojas cocidas
- ✔ 1 cucharada de harina integral
- ✔ 1 cucharadita de ajo en polvo
- ✔ 1 cucharadita de perejil fresco
- ✔ 1 cucharadita de pimentón dulce
- ✔ 1 cucharadita de comino molido
- ✔ Aceite de oliva virgen

Para la salsa de aguacate
- ✔ 40 g de queso parmesano rallado
- ✔ 4 anchoas
- ✔ 1 aguacate
- ✔ 1 lima

ELABORACIÓN

1. Tritura las alubias con una batidora y mézclalas con la harina integral y las especias.

2. Da la forma de hamburguesa y hazla a la plancha con aceite de oliva virgen, a fuego medio-alto, durante 3 minutos por cada lado hasta que se doren.

3. Para la salsa, tritura todos los ingredientes en un vaso de batidora y sirve como acompañamiento de las hamburguesas.

¡Por cierto!

Te propongo otra guarnición para estas hamburguesas. ¡Aguacate a la brasa! Si no has probado esta maravilla de técnica te la recomiendo. Corta el aguacate por la mitad, quítale el hueso, píntalo con una mezcla de aceite de oliva y limón o lima y márcalo a la plancha, barbacoa o parrilla. ¡Un espectáculo!

HAMBURGUESA DE CABALLA CON SALSA BRAVA SALUDABLE

30 minutos

1 persona

INGREDIENTES

- ✔ 2 lomos limpios de caballa
- ✔ 1 yema de huevo
- ✔ 1 cucharada de harina integral
- ✔ 1 cucharadita de orégano en polvo
- ✔ ½ cebolla
- ✔ ½ diente de ajo
- ✔ Aceite de oliva virgen

Para la salsa
- ✔ 2 tomates maduros

- ✔ 1 cucharada de salsa de soja
- ✔ 1 cucharadita de pimentón picante
- ✔ 1 cucharadita de cebolla en polvo
- ✔ ½ cucharadita de comino molido
- ✔ 2 dientes de ajo
- ✔ 1 cucharada de aceite de oliva virgen

ELABORACIÓN

1. En primer lugar elabora la salsa. Para ello, lamina los dientes de ajo y sofríelos a fuego medio, con cuidado de que no se quemen, con una cucharada de aceite de oliva virgen. Añade el pimentón e incorpora enseguida la pulpa de los dos tomates.

2. Agrega la soja y el resto de las especias, y deja cocinar a fuego bajo durante 15 minutos. Pasado este tiempo, tritura muy bien y reserva.

3. ¡No hay nada más fácil que estas hamburguesas de caballa! Solo tienes que pochar la cebolla y el ajo en una sartén. Cuando esté transparente, retira del fuego y reserva.

4. Pica, incluso tritura, la caballa y mezcla con las verduras pochadas, las especias, la harina y la yema de huevo.

5. Haz hamburguesas y maraca a la plancha, cocinando 3 minutos por cada lado.

6. Sirve acompañadas de la salsa brava saludable.

> **¡Por cierto!**
>
> Echar el ajo cuando el aceite está en frío favorece que se aromatice. Cuando el aceite comience a calentarse y el ajo empiece a bailar es el momento de añadir el resto de las hortalizas.

MERLUZA REBOZADA CON ANACARDOS AL HORNO Y VINAGRETA DE MANGO Y MOSTAZA

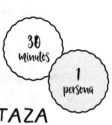

30 minutos

1 persona

INGREDIENTES

- ✓ 1 lomito de merluza
- ✓ 100 g de anacardos en crudo
- ✓ ¼ cebolla morada

Para la vinagreta
- ✓ 3 cucharadas de mostaza
- ✓ 1 mango bien maduro

1. ¡Este plato es sencillísimo y rico a la par! Precalienta el horno a 180 ºC. Mientras se calienta, muele los anacardos para hacer con ellos una harina. Lo ideal es triturarlos en un robot de cocina.

2. Reboza la merluza con los anacardos y hornea durante 15 minutos.

3. Pela el mango y reserva con la pulpa para triturarla con la mostaza y hacer una salsa riquísima.

4. Acompaña la merluza de la salsa y termina dando un toque fresco con cebolla morada que cortarás en juliana.

¡Por cierto!

¡No te pringues con el mango! Voy a darte una idea genial para ser limpios con la fruta que más ensucia. Solo necesitas un vaso alto (como los de sidra o un vaso de batidora). Corta los laterales del mango, evitando el hueso, que se encuentra en la parte más ancha, y dispón el mango sobre el filo de uno de los lados del vaso. Coloca el borde del vaso entre la piel y la pulpa y tira hacia abajo. Te quedarás con la piel en la mano y la pulpa en el interior del vaso.

PIZZA CON MASA DE COLIFLOR, JAMÓN, ALBAHACA Y SALSA DE TOMATE CASERA

35 minutos

Pizza mediana para 2 personas

INGREDIENTES

- ✔ ½ coliflor grande o 1 pequeña
- ✔ 1 paquete de queso mozarela rallado
- ✔ 1 paquete de jamón
- ✔ 1 huevo

Para la salsa de tomate
- ✔ 4 tomates
- ✔ 1 zanahoria
- ✔ Albahaca

ELABORACIÓN

1. Introduce la coliflor cortada en arbolitos más pequeños en un robot de cocina y tritura hasta obtener una textura de cuscús. Si no tuvieras robot, también puedes rallarla.

2. Cocina en el microondas durante 7 minutos, saca y mezcla con el queso y el huevo hasta obtener una masa moldeable.

3. Coloca en una bandeja de horno forrada con papel sulfurizado dándole forma de pizza, y hornea a 180 ºC unos 15 minutos.

4. Para la salsa casera, ralla la zanahoria y la pulpa de los tomates. Cocina a fuego medio en una sartén y añade parte de la albahaca.

5. Saca la pizza del horno e incorpora el tomate junto con el jamón y la albahaca, y hornear 5 minutos más. ¡A disfrutar!

¡Por cierto!

Para aportar color rojo a las salsas de tomate caseras, un recurso estupendo es añadir hortalizas que potencien esta tonalidad, como el pimiento rojo o la remolacha cocida. Esta última, además, aportará dulzor de forma natural para contrarrestar la acidez del tomate.

QUICHE DE VERDURAS

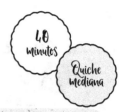

40 minutos

Quiche mediana

INGREDIENTES

Para la base
- ✔ 1 lámina de hojaldre o masa quebrada redonda

Para el relleno
- ✔ 50 g de queso rallado
- ✔ 150 ml de leche (también puedes utilizar nata, bebida vegetal o leche evaporada)
- ✔ 10 champiñones
- ✔ 5 espárragos trigueros
- ✔ 5 ajetes
- ✔ 3 huevos
- ✔ 1 berenjena
- ✔ 1 puerro
- ✔ Aceite de oliva virgen

ELABORACIÓN

1. Precalienta el horno a 200 ºC. En un molde redondo, previamente engrasado o forrado con papel sulfurizado, dispón la masa quebrada o el hojaldre. Coloca encima papel de aluminio o sulfurizado, y sobre este unos garbanzos (se hace así para que se pueda rellenar posteriormente). Hornea durante 12 minutos.

2. Pasado el tiempo, saca, retira los garbanzos y el papel y reserva.

3. Para el relleno, pocha en una sartén todas las verduras.

4. Bate en un bol los huevos con la leche y el queso rallado. Echa las verduras pochadas en la mezcla y dispón todo el conjunto sobre la base de hojaldre que habías reservado.

5. Hornea la quiche a 150 ºC durante 1 hora. ¡Te prometo que está buenísima!

¡Por cierto!

Esta receta puede rellenarse absolutamente con lo que mejor te venga. Aquí es donde entra la cocina de aprovechamiento. También puedes incorporar otros ingredientes como, por ejemplo, jamón. Solo tienes que mantener las proporciones de leche y huevo. ¡Atrévete y sé original!

SALMÓN EN PAPILLOTE CON SALSA DE CÍTRICOS

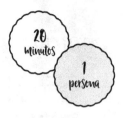

20 minutos

1 persona

INGREDIENTES

- ✔ 1 lomo de salmón
- ✔ 1 cebolla morada
- ✔ 1 lima
- ✔ 1 cucharada de aceite de oliva virgen extra

Para la salsa de cítricos
- ✔ 2 naranjas

- ✔ 5 g de jengibre fresco
- ✔ 1 cucharada de sirope de agave
- ✔ 1 ramillete de eneldo
- ✔ Aceite de oliva virgen extra

ELABORACIÓN

1. Precalienta el horno a 200 ºC. Con ayuda de papel sulfurizado, haz un paquete con el salmón fresco, la cebolla morada cortada en juliana, la cucharada de aceite de oliva virgen extra y el zumo de una lima. Cierra el paquetito y hornea durante 15 minutos.

2. Mientras, elabora la salsa de cítricos que acompañará al salmón. Para ello, exprime en un cazo el zumo de las dos naranjas, el jengibre fresco rallado y el sirope de agave. Lleva el conjunto a ebullición durante 5 minutos, hasta que espese. Retira del fuego e incorpora el eneldo cortado para que desprenda su sabor.

3. Saca el salmón del horno, que se habrá cocinado en su propio jugo, y acompáñalo con la salsa de cítricos para disfrutarlo al máximo.

¡Por cierto!

¿Sabías que el jengibre se puede pelar de una forma muy cómoda? Solo tienes que frotar la punta de una cuchara sobre su superficie. Gracias a la fricción, conseguirás pelarlo aprovechando al máximo la matriz del alimento.

MARTA VERONA

SALTEADO DE TOFU, BIMI Y SETAS

15 minutos

1 persona

INGREDIENTES

- ✔ 150 g de setas
- ✔ 120 g de tofu
- ✔ 100 g de bimi

Para marinar el tofu

- ✔ ½ cucharada de pimentón dulce
- ✔ ½ cucharada de orégano
- ✔ ½ cucharada de ajo en polvo
- ✔ 1 cucharada de aceite de oliva virgen

Para la salsa melosa

- ✔ 1 cucharada de salsa de soja
- ✔ 1 cucharada de agua
- ✔ ½ cucharada de harina integral
- ✔ ½ cucharada de vinagre de arroz

ELABORACIÓN

1. En primer lugar corta el tofu en dados y déjalo marinando con sus ingredientes durante 15 minutos, como mínimo. El tofu está muchísimo más rico cuando lo marinamos. ¡Déjalo el mayor tiempo posible para que coja sabor!

2. Saltea en una sartén el bimi y las setas, e incorpora el tofu marinado para que se dore.

3. Mezcla en un bol los ingredientes de la salsa melosa y viértela sobre el salteado. Integra bien el conjunto y ¡sirve!

¡Por cierto!

El tofu es un producto derivado de la soja, legumbre que aporta proteína de origen vegetal de calidad. Sin embargo, tiene la fama de ser algo insípido, por eso, lo marinamos con antelación, para llenarlo de sabor y ver esa desventaja como algo versátil.

SUSHI DE CALABACÍN CON SALMÓN AHUMADO Y QUESO CREMA

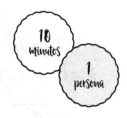

10 minutos

1 persona

INGREDIENTES

- ✔ 1 calabacín
- ✔ 120 g de queso crema
- ✔ 120 g de salmón ahumado

ELABORACIÓN

1. Prepara el calabacín. Para ello, córtalo en láminas finas (de medio centímetro) a lo largo con ayuda de un cuchillo o una mandolina.

2. Incorpora en un cazo con agua hirviendo las láminas de calabacín y cuece durante 1 minuto. De esta forma, conseguirás que se vuelva flexible y se pueda enrollar. Retira del agua y seca bien.

3. Para el relleno, pica muy finito el salmón ahumado y mézclalo con el queso crema.

4. Para montar los rollitos, dispón las láminas de calabacín estiradas y, sobre estas, echa una cucharada del relleno. Reparte bien a lo largo de la lámina y enrolla. Sujeta los rollitos con palillos o brochetas.

¡Por cierto!

Puedes rellenar estos rollitos con otras mezclas originales. ¡Te propongo guacamole y tartar de atún!

SOLOMILLO DE CERDO
CON SALSA DE MANZANA

45 minutos

1 persona

INGREDIENTES

- ✔ 150 g de solomillo de cerdo
- ✔ 300 ml de caldo de carne (si es casero, mejor)
- ✔ ½ vaso de coñac
- ✔ 1 manzana reineta
- ✔ 1 cebolla
- ✔ Grosellas
- ✔ Aceite de oliva virgen

ELABORACIÓN

1. Marca en una sartén grande el solomillo durante 8 minutos por cada lado. Retira del fuego y reserva.

2. En la misma sartén, para aprovechar el aceite, echa la cebolla bien picadita y pocha a fuego medio/bajo.

3. Cuando esté transparente, añade la manzana pelada, descorazonada y cortada en trozos pequeños. Deja cocinar a fuego medio el conjunto hasta que la fruta esté deshecha, unos 20 minutos.

4. Riega con el coñac y deja que se evapore el alcohol. Después, cubre con el caldo de carne y cocina 5 minutos más. Tritura muy bien la salsita, trincha el solomillo y decora con grosellas.

¡Por cierto!

Para evitar que se oxide la manzana si la cortas con antelación puedes echarle un chorrito de limón. La C es la vitamina generosa porque atrapa el oxígeno, oxidándose ella, y dejando perfecta a la manzana.

TACOS VEGETALES DE ATÚN CON ENCURTIDOS

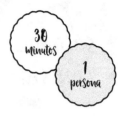

30 minutos

1 persona

INGREDIENTES

- ✔ 120 g de solomillo de atún
- ✔ 3 hojas de cogollo de lechuga
- ✔ Tomates cherry
- ✔ Pepinillos encurtidos
- ✔ Semillas de sésamo negro

Para el marinado

- ✔ 50 ml de salsa de soja
- ✔ 50 ml de vinagre de arroz
- ✔ 50 ml de aceite de sésamo

ELABORACIÓN

1. Comienza marinando el lomo de atún. Para ello, cúbrelo con la soja, el aceite de sésamo y el vinagre de arroz. Deja que marine durante 30 minutos.

2. Mientras, corta tomates cherry, pepinillos encurtidos y separa las hojas de cogollo de lechuga (sustituirán al típico taco de maíz).

3. Retira el lomo de atún del marinado, rebózalo con el sésamo y marca en la plancha durante 30 segundos por cada lado.

4. Córtalo en láminas y disponlo sobre las hojas de la lechuga junto con los cherry y los pepinillos cortados.

¡Por cierto!

¿Sabías que los tacos vegetales tienen un nombre? Se llaman *saam*, y es un recurso estupendo para integrar las verduras en nuestro día a día. Puedes ser lo creativo que quieras y, en vez de utilizar cogollos como en este caso, utilizar hojas de repollo cocido, endivias o kale, por ejemplo.

WOK DE TERNERA ORIENTAL

20 minutos

1 persona

INGREDIENTES

- ✓ 120 g de solomillo ternera
- ✓ 100 g de brócoli
- ✓ ½ pimiento rojo
- ✓ ½ cebolla
- ✓ Anacardos
- ✓ Aceite de oliva virgen

Para la salsa melosa

- ✓ 1 cucharada de salsa de soja
- ✓ ½ cucharada de aceite de sésamo
- ✓ 1 cucharadita de jengibre en polvo
- ✓ 1 cucharadita de harina de maíz
- ✓ 1 cucharadita de miel

ELABORACIÓN

1. Mezcla en un bol los ingredientes de la salsa hasta obtener una sin grumos. Reserva.
2. Para el wok, corta el brócoli en árboles pequeños.
3. Vierte en una sartén aceite de oliva y saltea las hortalizas cortadas en tiras durante 5 minutos. Añade un puñado de anacardos y dora.
4. Pasado este tiempo, echa la salsa melosa a la sartén y deja que la mezcla quede untuosa.
5. Termina cocinando en la plancha el solomillo y trínchalo para disponerlo sobre el wok.

¡Por cierto!

En esta receta se utilizan frutos secos, por eso te voy a dar un truco para tostarlos en casa. Es una idea muy buena para reducir la cantidad de sal y aceite. Solo tienes que precalentar el horno a 180 ºC, depositar los frutos secos (ya pelados) en la bandeja sin amontonar, y hornearlos durante 20 minutos.

WRAP DE POLLO MARINADO CON GUACAMOLE

20 minutos

1 persona

INGREDIENTES

- ✓ 2 solomillitos de pollo
- ✓ 2 fajitas integrales

Para el marinado del pollo
- ✓ 1 cucharada de ajo en polvo
- ✓ 1 cucharada de orégano
- ✓ ½ cucharada de pimentón dulce
- ✓ Zumo de ½ limón
- ✓ 1 cucharada de aceite de oliva

Para el guacamole
- ✓ 1 aguacate grande o 2 pequeños
- ✓ 1 tomate
- ✓ ½ cebolleta (opcional)
- ✓ Zumo de 1 lima
- ✓ Cilantro
- ✓ Sal (opcional)

ELABORACIÓN

1. Marina las pechugas de pollo con la mezcla de los ingredientes del marinado durante 15 minutos.

2. Mientras, machaca la pulpa del aguacate y mézclala con cilantro, el tomate y la cebolleta bien picados. Aliña con zumo de lima y echa si quieres una pizca de sal.

3. Una vez transcurrido el tiempo de marinado, marca las pechugas de pollo a la plancha (truco: séllalas a fuego fuerte para que no suelten agua y queden jugosas).

4. Dispón sobre las fajitas un poco de guacamole y coloca encima las pechugas trinchadas.

¡Por cierto!

¿Sabes la diferencia entre la lima y el limón? Además del color, la primera es más dulce. Por eso, este verano, si preparas limonada casera, te propongo hacerla con limas para utilizar menos azúcar.

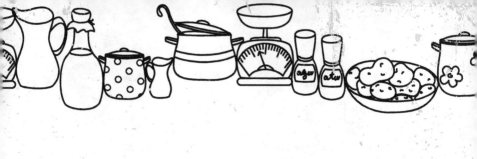

POSTRES

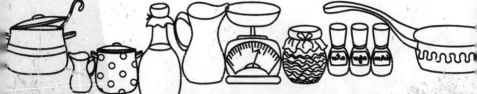

BIZCOCHO DE AVENA
DE PLÁTANO Y CACAO

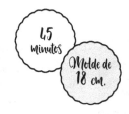

45 minutos

Molde de 18 cm.

INGREDIENTES

- ✔ 250 g de harina integral de avena
- ✔ 200 g de dátiles deshuesados medjoul
- ✔ 50 g de nueces
- ✔ 50 g de arándanos
- ✔ 50 g de pepitas de chocolate negro
- ✔ 100 ml de agua
- ✔ 1 cucharada de cacao puro
- ✔ 1 cucharada de canela
- ✔ 1 sobre de levadura química
- ✔ 5 plátanos
- ✔ 2 huevos
- ✔ 120 ml de aceite de oliva

ELABORACIÓN

1. Echa en un cazo los dátiles y el agua, y lleva a ebullición. Retira del fuego y tritura el conjunto hasta obtener una pasta.

2. Mezcla en un bol 4 plátanos machacados, la pasta de dátiles, el aceite de oliva y los dos huevos.

3. Cuando esté todo bien integrado, añade las nueces, los arándanos y las pepitas de chocolate negro. Mezcla bien e incorpora la harina de avena, el cacao puro, la canela y la levadura.

4. Echa la mezcla en un molde bien engrasado, coloca un plátano cortado en dos mitades encima y hornea en un horno precalentado a 180 ºC durante 45 minutos.

5. Cuando salga del horno, pínchalo con un palillo y, si sale limpio, está listo.

BIZCOCHO MARMOLADO DE CALABAZA Y CHOCOLATE

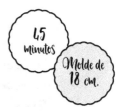

45 minutos

Molde de 18 cm.

INGREDIENTES

- ✔ 300 g de calabaza asada
- ✔ 200 g de chocolate negro 80 % de cacao
- ✔ 150 g de harina integral
- ✔ 8 dátiles medjoul deshuesados
- ✔ 4 huevos
- ✔ 1 sobre de levadura química
- ✔ Nueces
- ✔ 75 ml de aceite de oliva virgen

ELABORACIÓN

1. Tritura la calabaza asada con los dátiles, y mezcla este puré con los huevos y el aceite de oliva. Cuando esté muy bien integrado, añade la harina (sin tamizar, para no perder el salvado-fibra en el colador), la levadura y unas nueces.

2. Divide la masa en dos mitades porque una de ellas la mezclarás con el chocolate.

3. Funde el chocolate al baño maría o al microondas a potencia media (revísalo cada 30 segundos para que no se queme). Déjalo templar y mézclalo con una de las mitades de la masa.

4. Echa esta mezcla en un molde previamente engrasado y, sobre esta, la masa sin chocolate. ¡Con un palillo puedes remover ambas masas y conseguir un efecto marmolado o dejarlo tal cual!

5. Hornea a 180 ºC durante 30 minutos. Al pincharlo con un cuchillo este debe salir limpio.

¡Por cierto!

Si te resulta más sencillo, mezcla el chocolate con toda la masa y no la dividas en dos partes.

BROWNIE

30 minutos

Molde de 18 cm.

INGREDIENTES

- ✔ 200 g de chocolate negro
- ✔ 120 g de azúcar de dátiles
- ✔ 70 g de harina integral
- ✔ 4 huevos
- ✔ Nueces
- ✔ 110 ml de aceite de oliva virgen

ELABORACIÓN

1. Precalienta el horno a 180 ºC.

2. Mientras, echa en un bol el aceite de oliva junto con el chocolate picado y derrítelo en el microondas.

3. Por otro lado, y en otro bol, mezcla las yemas de los huevos (reserva las claras) con el azúcar de dátiles.

4. Añade a esta mezcla el chocolate fundido con el aceite de oliva y remueve bien.

5. Incorpora la harina y un puñado de nueces, e integra.

6. Es el momento de utilizar las claras que tenías reservadas. Móntalas a punto de nieve y échalas con mucho cuidado y paciencia a la mezcla anterior para que no pierdan aire y obtener una masa esponjosa.

7. Vierte la masa en un molde forrado con papel sulfurizado y hornea durante 20 minutos a 180 ºC.

> **¡Por cierto!**
>
> ¿Conoces el truco del palillo? Si al pinchar un bizcocho cuando sale del horno con él, este sale limpio, quiere decir que está hecho. Sin embargo, existen excepciones, y el brownie es una de ellas.
> El brownie tiende a quedarse seco, por eso es preferible que la masa salga algo húmeda del horno.

CHOCOLATINAS CON CARAMELO

2 horas

10 chocolatinas

INGREDIENTES

Para la galleta

- ✔ 100 g de harina de avena integral
- ✔ 50 g de harina de trigo integral
- ✔ 20 g de coco rallado
- ✔ 4 dátiles medjoul deshuesados
- ✔ 1 huevo
- ✔ 50 g de aceite de coco
- ✔ Sal

Para el caramelo

- ✔ 30 g de aceite de coco
- ✔ 50 ml de leche o bebida vegetal
- ✔ 50 ml de agua
- ✔ 5 dátiles medjoul deshuesados

Para la cobertura

- ✔ 250 g de chocolate negro 80 % de cacao

1. Para la galleta, forra un molde pequeño rectangular con papel sulfurizado. Tritura con un robot de cocina o una batidora los dátiles con el aceite de coco, funde esta mezcla en el microondas durante 45 segundos e integra con el resto de los ingredientes hasta obtener una masa compacta. Aplástala, disponla sobre la base del molde y hornea en un horno precalentado a 180 ºC durante 15 minutos. Pasado este tiempo, retíralo y deja templar.

2. Para el caramelo, dispón todos los ingredientes en un cazo y lleva a ebullición durante 1 minuto. Retira del fuego y tritura muy bien con una batidora hasta obtener una crema suave. Extiéndela sobre la masa de galleta ya templada de forma uniforme y reserva en el congelador durante 1 hora como mínimo para poder cortar tiras finitas.

3. Para la cobertura, funde el chocolate en el microondas o al baño maría, y viértelo en un recipiente rectangular donde quepan las tiras de galleta y caramelo. Báñalas en el chocolate y déjalas escurrir y secar sobre una rejilla.

¡Por cierto!

Utilizamos aceite de coco en esta receta porque es una grasa sólida a temperatura ambiente. Característica necesaria para poder manipular la masa de las galletas y que no se nos peguen en las manos. Además, el aceite de coco aporta sabor a esta fruta, recurso que nos va a permitir reducir el uso de azúcar.

GOMINOLAS DE MANGO

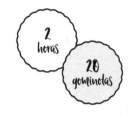

2 horas

20 gominolas

INGREDIENTES

- ✔ 200 g de puré de mango
- ✔ 0,5 g de agar agar
- ✔ 3 hojas de gelatina de las de cola de pez

ELABORACIÓN

1. Sumerge las hojas de gelatina en un bol con agua muy fría para hidratarlas.
2. Mientras, pon el puré de mango en un cazo, añade el agar agar y calienta la mezcla hasta que llegue a ebullición. Retira del fuego e incorpora las hojas de gelatina bien escurridas.
3. Remueve con unas varillas y disuelve.
4. Ahora solo tienes que verterlo en los moldes que quieras de gominolas. Los puedes comprar en cualquier tienda de utensilios de cocina.

¡Por cierto!

Para hacer el puré de mango solo tienes que pelarlo, cortarlo para quitar el hueso y triturarlo muy bien. Haz lo mismo con la fruta que más te guste para hacer gominolas de todos los sabores.

Las hojas de gelatina las encontrarás en el súper en la sección de repostería. El agar agar es otro gelificante, facilísimo de encontrar también en los grandes supermercados. Viene en una cajita como las de levadura en polvo. Si no lo encuentras, puedes añadir a la elaboración otras tres hojas de gelatina más (seis en total).

MARTA VERONA

GALLETAS DE ALMENDRAS, CANELA Y COCO

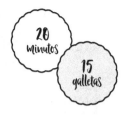

20 minutos

15 galletas

INGREDIENTES

- ✔ 160 g de aceite de coco
- ✔ 100 g de harina de almendras (almendras molidas)
- ✔ 110 g de harina de trigo integral
- ✔ 50 g de coco rallado
- ✔ 1 cucharadita de canela
- ✔ 8 dátiles medjoul deshuesados
- ✔ Ralladura de 1 naranja

ELABORACIÓN

1. Tritura con un robot de cocina el aceite de coco a temperatura ambiente con los dátiles hasta que quede todo bien integrado.

2. Por otro lado, mezcla la harina de trigo con el coco rallado, la harina de almendras, la canela y la ralladura de naranja.

3. Mezcla el aceite de coco triturado con los dátiles junto con el resto de ingredientes, que previamente has mezclado, y amasa con las manos hasta obtener una masa compacta.

4. Coloca la masa entre dos hojas de papel sulfurizado y estírala con un rodillo. Dale un grosor de 1,5 centímetros más o menos. Con ayuda de un corta pastas da forma a las galletas y hornea a 170 ºC durante 9 minutos.

5. Espolvorea por encima con coco rallado y ¡a disfrutar!

¡Por cierto!

Puedes utilizar mantequilla en vez de aceite de coco para realizar las galletas. En ese caso, intenta que no tenga sal añadida. No debemos olvidar que estamos haciendo repostería más saludable, así que, aunque estas galletas estén buenísimas, ¡con un par que acompañen al café tenemos calorías de sobra!

HELADO DE MANGO

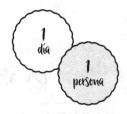

1 día

1 persona

INGREDIENTES

- ✔ 1 mango bien maduro
- ✔ 2 cucharadas de yogur griego

ELABORACIÓN

1. Esta es la receta más sencilla del mundo. Corta el mango en dados y congélalo bien junto con el yogur.

2. Una vez congelado, tritura la mezcla con un robot de cocina. Obtendrás una textura de helado increíble.

¡Por cierto!

Te traigo un notición: puedes hacer estos helados en formato polo. Simplemente tienes que conseguir moldes de silicona con forma de helado y triturar el mango, o la fruta que más te guste, y verter el puré de fruta en los moldes. Déjalo congelar y disfruta.

HELADO DE SANDÍA

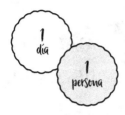

1 día

1 persona

INGREDIENTES

- ✔ ½ sandía
- ✔ 2 cucharadas de aceite de coco

ELABORACIÓN

1. Las recetas de helados de frutas no pueden ser más fáciles. Corta la sandía en dados y congélala bien.

2. Una vez congelada, tritura junto con el aceite de coco con ayuda de un robot de cocina fuerte. ¡Y así con las frutas que se te ocurran!

— ¡Por cierto! —

Si quieres una versión más sofisticada de este helado, te propongo que los congeles dentro de moldes de polos y, tras sacarlos del congelador y desmoldarlos, baña los helados de sandía en chocolate negro fundido. ¡Brutal!

MAGDALENAS DE ZANAHORIA

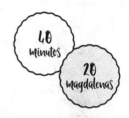

40 minutos

20 magdalenas

Para el azúcar de dátiles
- ✔ 400 g de dátiles deshuesados medjoul
- ✔ 300 ml de agua

Para el bizcocho
- ✔ 200 g de azúcar de dátiles
- ✔ 140 g de harina integral
- ✔ 1 cucharadita de jengibre en polvo
- ✔ 1 cucharadita de canela
- ✔ ½ cucharadita de cardamomo en polvo

- ✔ ½ cucharadita de nuez moscada
- ✔ 4 zanahorias medianas
- ✔ 2 huevos
- ✔ 1 yogur natural
- ✔ 1 sobre de levadura química

Para el frosting
- ✔ 300 g de queso crema
- ✔ 150 g de azúcar de dátiles
- ✔ 1 plátano maduro

ELABORACIÓN

1. Para hacer el azúcar de dátiles hierve en un cazo los dátiles junto con el agua. Una vez llegado a ebullición, retira del fuego y tritura el conjunto.

2. Para la masa, mezcla en un bol 4 cucharadas del azúcar de dátiles elaborado previamente con el yogur natural y los huevos. Añade las zanahorias ralladas y mezcla muy bien. Incorpora la harina mezclada con las especias y la levadura, mete en moldes de magdalena y hornea a 180 °C durante 13 minutos.

MARTA VERONA

3. Mientras, prepara el frosting saludable. Con ayuda de una batidora de varillas, mezcla el queso crema con el plátano maduro machacado y el azúcar de dátiles. Introduce en una manga pastelera y decora los cupcakes cuando estén fríos.

¡*Por cierto!*

El frosting no es tan consistente como el clásico, puesto que no tenemos la solidez que nos aporta el azúcar glas; por eso hay que enfriarlo lo máximo posible antes de decorar.

MOUSSE DE CHOCOLATE Y AQUAFABA

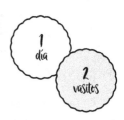

1 día

2 vasitos

INGREDIENTES

- ✔ 150 ml de aquafaba (agua de la cocción de los garbanzos o de los botes de garbanzos cocidos. Si utilizas esta última opción, procura que los garbanzos sean ecológicos y no tengan conservantes más allá de vitamina C)
- ✔ 100 g de chocolate negro 80 % de cacao
- ✔ 20 g de miel
- ✔ Ralladura de 1 naranja

1. Derrite el chocolate al baño maría y deja reposar hasta que esté templado.

2. Por otro lado, y con ayuda de unas varillas eléctricas, bate el aquafaba, que se montará de forma similar a la clara de un huevo. Este proceso puede durar 10 minutos. Añade la ralladura de la naranja y la miel.

3. Incorpora el chocolate poco a poco con movimientos envolventes para que la mezcla no baje como consecuencia de la pérdida de aire.

4. Echa en vasitos y deja que coja cuerpo en la nevera durante, al menos, 1 hora.

¡Por cierto!

¿Por qué el líquido de la cocción de los garbanzos monta como una clara? Esto se debe a que durante la cocción o su conservación en este líquido se produce un intercambio de sustancias entre los garbanzos y el agua, entre las que encontramos proteínas y almidones que van a facilitar que monte como un merengue.

MOUSSE DE FRESAS

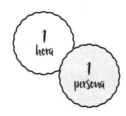

1 hora

1 persona

INGREDIENTES

- ✓ 300 g de fresas en su punto óptimo de consumo
- ✓ 50 g de queso fresco batido
- ✓ 1 sobre de gelatina neutra en polvo
- ✓ 5 dátiles deshuesados medjoul
- ✓ 2 claras de huevo tamaño M

ELABORACIÓN

1. Para elaborar esta mousse solo tienes que introducir en un vaso de batidora 200 gramos de fresas maduras y los dátiles, y triturar muy bien el conjunto.

2. Añade el queso fresco batido y el sobre de gelatina para que ayude a que coja cuerpo la mousse. Mezcla bien el conjunto y reserva.

3. Monta las claras a punto de nieve e incorpora a la mezcla anterior poco a poco, con movimientos envolventes para que no se bajen.

4. Reparte en los recipientes en los que vayas a comer la mousse y lleva a la nevera durante 4 horas para que coja consistencia. Termina decorando con el resto de las fresas frescas. ¡Postre vistoso y saludable donde los haya!

¡Por cierto!

¡Como lo oyes! Si utilizas unas fresas de calidad, el dulzor de esta receta lo marcan ellas. Además, puedes potenciarlo con los dátiles que te van a aportar dulzor natural y que, gracias a su contenido en fibra (por cada 100 gramos de dátil tenemos 9 gramos de fibra) van a convertirse en un endulzante más saludable que el azúcar.

NATILLAS DE CAQUI, NARANJA Y CACAO

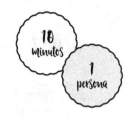

10 minutos

1 persona

INGREDIENTES

- ✔ 30 g de cacao puro
- ✔ 2 caquis
- ✔ Ralladura de 1 naranja
- ✔ Zumo de ½ naranja
- ✔ Canela

ELABORACIÓN

1. Tritura todo y ¡voilà!

¡Por cierto!

El caqui gelifica después de unas 5 horas en la nevera. Si las vas a comer en el momento, tienes unas natillas riquísimas; y, si prefieres esperar unas horas, un flan delicioso.

MARTA VERONA

TARTA DE AGUACATE Y CACAO

1 día

Molde de 18 cm.

INGREDIENTES

Para la base
- ✔ 50 g de copos de avena integrales
- ✔ 30 g de azúcar de dátiles
- ✔ 20 g de mantequilla de cacahuete

Para el relleno
- ✔ 300 ml de leche
- ✔ 50 ml de miel
- ✔ 2 cucharadas de cacao puro
- ✔ 1½ sobre de gelatina neutra en polvo
- ✔ 3 plátanos maduros
- ✔ 2 aguacates

ELABORACIÓN

1. Para la base, mezcla los copos de avena con la mantequilla de cacahuete y el azúcar de dátiles. Dispón en la base de un molde desmoldable y reserva en la nevera.

2. Para el relleno, tritura los plátanos con los aguacates, el cacao puro y la miel.

3. Por otro lado, calienta la leche en un cazo con la gelatina y lleva a ebullición durante 2 minutos para que se active.

4. Mezcla la leche con el resto de los ingredientes triturados e incorpora bien. Dispón sobre la base y deja gelificar en la nevera durante 3 horas como mínimo. ¡La mejor tarta fría de chocolate saludable que he comido en años!

¡Por cierto!

¿Sabes identificar cuándo un aguacate está maduro sin tener que tocarlo mucho? El pedúnculo o rabito que tienen se quita con muchísima facilidad cuando el aguacate está maduro. Si está muy pegado, el aguacate no está listo para comer. ¡Haz la prueba y adivina si está en su punto óptimo de consumo!

TARTA DE YOGUR Y FRESAS

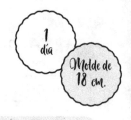

1
día

Molde de
18 cm.

INGREDIENTES

Para el relleno
- ✓ 400 g de yogur griego
- ✓ 400 g de fresas
- ✓ 100 g de azúcar de dátiles
- ✓ ½ vaso de leche
- ✓ 6 hojas de gelatina

Para la base
- ✓ 50 g de copos de avena integrales
- ✓ 30 g de azúcar de dátiles
- ✓ 20 g de aceite de coco

ELABORACIÓN

1. Para la base, mezcla los copos de avena con el azúcar de dátiles y el aceite de coco. Dispón en la base de un molde desmoldable y reserva en la nevera.

2. Hidrata las hojas de gelatina en un bol con agua fría.

3. Tritura las fresas con el yogur griego, el azúcar de dátiles y la leche.

4. Dispón esta mezcla en un cazo a fuego medio e incorpora las gelatinas, previamente escurridas. Mezcla con ayuda de unas varillas el conjunto durante un minuto aproximadamente, hasta que la gelatina se haya disuelto bien.

5. Echa la mezcla sobre la base y deja enfriar por un mínimo de 5 horas.

¡Por cierto!

Te comparto un truco para que las bases de las tartas saludables tengan un toque especial: sustituir los copos de avena por granola. ¡Pruébalo!

MARTA VERONA

TIRAMISÚ DE MANGO

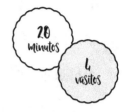

20 minutos

4 vasitos

INGREDIENTES

Para la galleta
- ✔ 70 g de avellanas peladas
- ✔ 70 g de dátiles medjoul deshuesados
- ✔ 40 g de copos de avena
- ✔ 2 cucharadas de café expreso
- ✔ Cacao puro

Para la crema de tiramisú
- ✔ 300 g de queso mascarpone
- ✔ 1 mango maduro

ELABORACIÓN

1. Tritura y mezcla todos los ingredientes de la galleta, da forma de bolitas y reserva.

2. Mezcla muy bien con una batidora de varillas el mascarpone con el mango triturado hasta que quede una mezcla cremosa y homogénea.

3. Coloca en la base de unos vasitos galleta de avellana y café y sobre esta crema de mascarpone. Pon otra capa de galleta de nuevo y termina cubriendo con más crema. Decora con cacao puro espolvoreado.

┌─ ¡Por cierto! ─────────────────────
│ Prueba a elaborar solo las galletas de avellanas. Hornéalas a
│ 180 °C durante 10 minutos y verás lo ricas que están.
└────────────────────────────────────

TURRÓN DE CHOCOLATE NEGRO, ARROZ INFLADO Y PISTACHOS

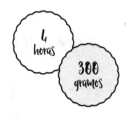

4 horas

300 gramos

INGREDIENTES

- ✔ 200 g de copos de arroz inflado
- ✔ 100 g de chocolate negro 80 % de cacao
- ✔ 30 g de pistachos pelados
- ✔ 2 cucharadas de aceite de coco

ELABORACIÓN

1. Solo tienes que fundir el chocolate junto con el aceite de coco al baño maría o al microondas en intervalos de 30 segundos para que no se te queme y mezclarlo con los copos de arroz.

2. Añade los pistachos e integra bien.

3. Vierte en un molde rectangular forrado con papel sulfurizado y deja enfriar en la nevera un mínimo de 2 horas.

¡Por cierto!

Puedes incorporar el ingrediente que más te guste para hacer un turrón original. Puedes incorporar ralladura de naranja, otro tipo de fruto seco, en incluso incorporar frutas deshidratadas.

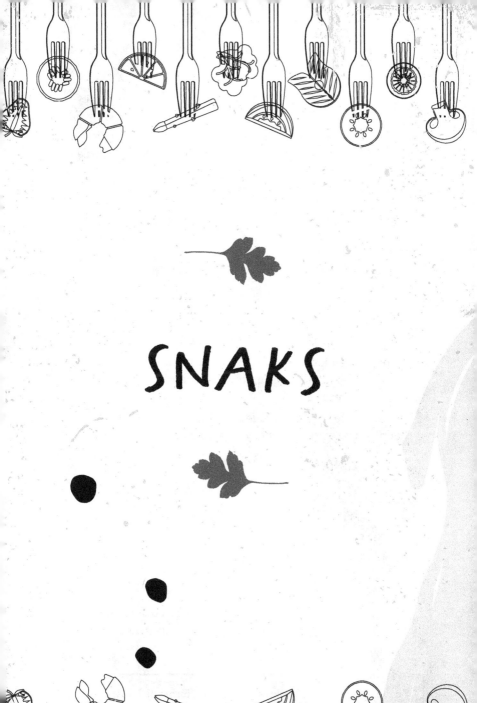

SNAKS

BEBIDAS DE SABORES

10 minutos

1 vaso

Comparto dos ideas de bebidas llenas de sabor para tomar agua sin darte cuenta. Puedes utilizar agua bien fresquita o carbonatada. Si estás sustituyendo refrescos azucarados u otros refrescos con esta bebida, te va a resultar más fácil si la haces con agua con gas.

AGUA DE JENGIBRE Y LIMA

INGREDIENTES

- ✔ 50 ml de agua natural o con gas
- ✔ ½ lima
- ✔ Jengibre

ELABORACIÓN

1. Exprime el zumo de lima y mézclalo con un poquito de jengibre rallado. Incorpóralo a tu agua y añade unos hielos. Truco: puedes congelar un trocito de jengibre y utilizarlo como hielo con sabor.

2. Si te parece muy ácido, puedes añadir 1 cucharadita de miel, aunque así es refrescante y está buenísimo.

AGUA DE LIMÓN Y FRUTOS ROJOS

INGREDIENTES

- ✔ 250 ml de agua natural o con gas
- ✔ 1 limón
- ✔ Frutos rojos (frescos o congelados)

ELABORACIÓN

1. Exprime el zumo de ½ limón, haz rodajas con la mitad restante e incorpora todo con un puñado de frutos rojos y el agua. Está muy rica.

── ¡Por cierto! ──

Puedes hacer ambas bebidas calientes en forma de infusión.

BONIATO DELUXE

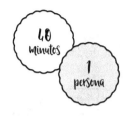

40 minutos

1 persona

INGREDIENTES

- ✔ 2 boniatos pequeños
- **Para el aliño**
- ✔ 1 cucharada de harina integral
- ✔ 1 cucharadita de pimentón dulce
- ✔ 1 cucharadita de orégano
- ✔ 1 cucharadita de ajo en polvo
- ✔ 1 cucharada de aceite de oliva virgen
- ✔ Sal y pimienta

ELABORACIÓN

1. Limpia bajo el grifo los boniatos y córtalos en bastones, conservando su piel.
2. Mezcla todos los ingredientes del aliño.
3. Coloca los boniatos en un recipiente apto para horno y extiende muy bien el aliño.
4. Hornea en un horno precalentado a 180 °C durante 30 minutos, dándoles la vuelta cuando lleven la mitad del tiempo.

¡Por cierto!

El boniato es un tubérculo con tantos nombres como usos en la cocina: un montón. Se llama también camote o batata. ¿Sabes por qué tiene ese color amarillo anaranjado intenso? Por su elevado contenido en vitamina A, fundamental para el cuidado de nuestra piel, mucosas y vista. ¡Encima está riquísimo!

CHIPS DE PLÁTANO MACHO

35 minutos

1 persona

INGREDIENTES

- ✔ 1 plátano macho, es importante que sea esta variedad. Es fácil de encontrar en los mercados
- ✔ Especias y hierbas al gusto
- ✔ 1 cucharada de aceite de oliva virgen
- ✔ Sal y pimienta

ELABORACIÓN

1. Esta receta es una pasada y es sencillísima de hacer. Toma nota: precalienta el horno a 190 ºC.

2. Corta en láminas o en rodajas finas el plátano macho y mezcla con el aceite de oliva. Disponlas sobre una bandeja de horno forrada con papel sulfurizado.

3. Hornea a 190 ºC durante 20 minutos. Dales la vuelta a las rodajas y hornea otros 10 minutos más.

4. Una vez fuera del horno, sazona con sal, pimienta y hierbas aromáticas al gusto.

¡Por cierto!

Esta receta tienes que hacerla con plátano macho, una variedad de plátano verde con un elevado contenido en almidón que hace que crudo sea difícil de digerir y se parezca más a una patata. Es por eso por lo que queda crujiente. Te recomiendo acompañarlos con guacamole, una salsa saludable y rica.

HUMMUS DE ZANAHORIA

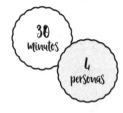

30 minutos

4 personas

INGREDIENTES

- ✔ 1 bote de garbanzos cocidos
- ✔ 1 cucharada de aceite de sésamo o pasta de sésamo (tahine)
- ✔ ½ cucharadita de pimentón dulce
- ✔ ½ cucharadita de comino molido
- ✔ 4 zanahorias
- ✔ 3 tomates secos en aceite
- ✔ 2 dientes de ajo
- ✔ 1 limón (un chorrito)
- ✔ 100 ml de aceite de oliva virgen

ELABORACIÓN

1. Pon en un cazo las zanahorias y cuece durante 20 minutos hasta que estén blanditas.

2. Incorpora todos los elementos en un vaso de batidora y tritura muy bien.

3. Decora con semillas de sésamo y acompaña con encurtidos o verduras baby.

¡Por cierto!

¿Sabías que hummus significa garbanzo en árabe? Incorpora la hortaliza cocida que quieras para hacer el hummus que más te guste. Sustituye la cantidad de zanahoria de esta receta por remolacha, berenjena o maíz y prueba el resultado.

PATÉ DE BERENJENA

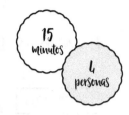

15 minutos

4 personas

- ✔ 3 berenjenas
- ✔ 1 cucharada de aceite de sésamo o pasta de sésamo (tahine)
- ✔ ½ cucharadita de las de café de comino molido
- ✔ 1 diente de ajo
- ✔ 100 ml de aceite de oliva virgen

ELABORACIÓN

1. ¿Te atreves a cocinar con el microondas? En esta receta ahorrarás mucho tiempo. Cuece en primer lugar las berenjenas en el microondas durante 8 minutos o ásalas 35 minutos en el horno.

2. Echa la pulpa en un vaso de batidora con el resto de los ingredientes y tritura muy bien.

¡Por cierto!

Puedes versionar esta receta e incorporar hortalizas cocidas como boniato o zanahoria. ¡Lo llenan de sabor!

	LUNES	MARTES	MIÉRCOLES	JUEVES	VIERNES
Desayuno	Porridge de mango	Pudin de yogur con semillas de chía y fruta	Granola casera con bebida de almendras y fruta	Bizcocho a la taza de plátano y chocolate	Tortitas de plátano y coco con la mejor salsa de chocolate del mundo
Media mañana	Yogur natural Una pieza de fruta	30 g de frutos secos Una pieza de fruta	Pan integral con AOVE Una pieza de fruta	Yogur natural Una pieza de fruta	30 g de frutos secos Una pieza de fruta
Comida	Boniato asado con salsa de yogur Salmón en papillote	Cardo con almendras Guiso de pollo al estilo thai	Garbanzos con chipirón	Pasta integral con pesto de pimiento Wrap de pollo marinado con guacamole	Ensalada de lentejas con vinagreta de cítricos Tacos vegetales de atún con encurtidos
	Fruta/yogur	Fruta/yogur	Fruta/yogur	Fruta/yogur	Fruta/yogur
Merienda	Snacks saludables				
Cena	Salteado de tofu, bimi y setas	Dorada al horno con verduras	Wok de ternera oriental	Ceviche de lubina con boniato	Quiche de verduras
	Fruta/yogur	Fruta/yogur	Fruta/yogur	Fruta/yogur	Fruta/yogur

	LUNES	MARTES	MIÉRCOLES	JUEVES	VIERNES
Desayuno	Tostadas de pan integral, tomate, pavo Una pieza de fruta	Yogur con copos de avena y trozos de fruta	Tostadas de pan integral, tomate, huevo Una piez de fruta	Yogur Copos de avena Y trozos de fruta	Tostadas de pan integral, tomate, queso fresco Una pieza de fruta
Media mañana	Yogur natural Una pieza de fruta	30 g de frutos secos Una pieza de fruta	Pan integral con AOVE Una pieza de fruta	Yogur natural Una pieza de fruta	30 g de frutos secos Una pieza de fruta
Comida	Tallarines de calabacín con salsa carbonara saludable Merluza rebozada con anacardos y vinagreta de mango y mostaza	Rollitos de papel de arroz rellenos de verduras con salsa agridulce casera Guiso de pollo al estilo thai	Crema de calabaza con garbanzos especiados Empanadillas rellenas de boloñesa vegetariana	Quinoa con escalibada, ventresca y salsa melosa Solomillo de cerdo con salsa de manzana	Patatas con bacalao
	Fruta/yogur	Fruta/yogur	Fruta/yogur	Fruta/yogur	Fruta/yogur
Merienda	Snacks saludables				
Cena	Berenjenas rellenas de carne picada y la mejor salsa natural	Hamburguesas de caballa con salsa brava saludable	Pizza con masa de coliflor con jamón, albahaca y salsa de tomate casera	Sushi de calabacín con salmón ahumado y queso crema	Hamburguesas de alubias con salsa césar de aguacate
	Fruta/yogur	Fruta/yogur	Fruta/yogur	Fruta/yogur	Fruta/yogur

TU MÉTODO PLATO

1/2 PLATO DE VERDURAS

1. Judías verdes rehogadas con tomate
2. Alcachofas guisadas con jamón
3. Menestra de verduras
4. Crema de coliflor
5. Espinacas con piñones y pasas
6. Pisto manchego con tomate natural
7. Tallarines de calabacín
8. Musaka de berenjena
9. Cardo con almendras
10. Cremas de verduras
11. Salmorejo
12. Gazpacho
13. Ratatouille
14. Lasaña de verduras

1/4 PLATO DE PROTEÍNA SALUDABLE

1. Alubias blancas con almejas
2. Garbanzos con chipirón
3. Lentejas estofadas
4. Albóndigas de carne de ternera o de pollo en salsa
5. Tiras de pollo teriyaki
6. Muslos de pavo a la mostaza con manzana
7. Bacalao con tomate natural
8. Salpicón de marisco
9. Lubina a la espalda
10. Merluza en salsa verde
11. Caballa en escabeche
12. Calamares o chipirones en su tinta
13. Mejillones con vinagreta
14. Revuelto de espárragos trigueros y setas

Para los días que no te apetezca seguir una receta y quieras combinar bien los alimentos, llénate de creatividad e inventa todas las combinaciones posibles para elaborar tu método plato. Tienes catorce para las comidas y las cenas de una semana.

1/4 PLATO CEREALES INTEGRALES Y TUBÉRCULOS

1. Espaguetis integrales con pesto
2. Macarrones integrales a la putanesca
3. Risotto de setas
4. Ensalada de pasta
5. Ensalada campera
6. Patatas al horno
7. Patatas a la importancia
8. Patatas a la riojana
9. Patatas a lo pobre
10. Puré de patata
11. Quinoa tres delicias
12. Arroz integral a la cubana
13. Fideos de arroz con salsa thai
14. Paella

PARA BEBER

Agua

GRASA PARA COCINAR

Aceite de oliva virgen extra

¡POR FIN HEMOS APRENDIDO A COMER SALUDABLE!

La salud es fácil y engancha. Todo se basa en la organización, sentirse bien llega solo y entrar en el bucle de la vida saludable es sencillo. Recuerda los diez pasos que hemos aprendido y ¡cocina mucho!

1. Organiza tu menú semanal.
2. Planifica los tuppers de la semana.
3. Lee el etiquetado de los alimentos.
4. Prioriza los alimentos frescos.
5. Llena tu nevera de hortalizas.
6. Conviértete en el rey o reina de las especias.
7. Que a tu plato no le falten las verduras.
8. Actívate, aunque sea en la cocina.
9. Anímate a cocinar.
10. DISFRUTA DE LA VIDA SALUDABLE.

Estos hábitos han llegado para llenar de calidad tu vida. Como dijo Dante, «el secreto para que las cosas sean hechas, es hacerlas». Y con todas las herramientas que hemos compartido en estas líneas tenemos las claves.

CPSIA information can be obtained
at www.ICGtesting.com
Printed in the USA
BVHW032005120222
628366BV00001B/4

9 788491 395935